あの症例どうなった？

専門医に紹介した
不思議な発作と神経症状たち

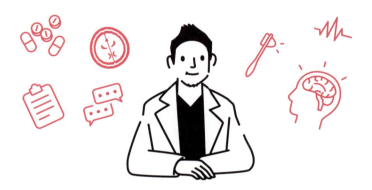

著 **音成秀一郎**（広島大学病院脳神経内科）

診断と治療社

はじめに

なぜてんかんなのか?

　みなさんの周りには「臨床がデキる」頼もしい先生がいますよね．私も卒後10年以上が経ちましたが，これまでに「この先生には敵わないな」と直感的に感じることが何度もありました．一瞬にしてスカウターがバキッと弾け飛んでしまう，『ドラゴンボール』のあれです．たとえば自分でなんでもできてしまう守備範囲の広いジェネラリストたち．彼・彼女らは自分のスペシャリティーを持ちながら，ときには脳神経内科分野での強みも発揮しています．頭痛の診療が得意だったり，パーキンソン病の診察も一通りこなしたり，脳梗塞やてんかん発作の急性期対応までカバーされてしまうと専門医としては立場がなくなりますが，一つだけ未踏の領域があります．それは『てんかんに強いジェネラリストいない説』です．

　これは「てんかん専門医こそ最強！」と主張するつもりはもちろんありません．むしろ真逆で，ジェネラリストの先生たちがもし「てんかん」に強くなれば，その希少性がさらに高まるのではないかと考えています．なぜなら，てんかんの鑑別では「妙な意識障害や転倒イベント」，「震えや不思議な動き」，「心因のようにも思えるエピソード」など，コモンでありつつもヘビー級の症候たちが常に隣に居合わせており，みなさんにとってまさにブルーオーシャン．確かに脳神経内科アレルギーになりやすく，敬遠されがちな領域でもありますが，だからこそジェネラリストのみなさんがあるいはサブスペを決めていない若手の脳神経内科医が，もしこれらを実装できたならば唯一無二の存在になれるはず．

　本書はそのようなビジョンで企画しました．てんかんは100人に一人もいるコモンな全世代の疾患で，その需要は確実であるにもかかわらず，ジェネラリストにとっては未踏の地なのです．

大事なことは紹介したその先

　ところで，大学病院の専門外来に紹介するのってハードルが高くないですか？私も若い頃，専門の先生に紹介するのを躊躇した経験があります．そしていざ紹介するとなっても「この紹介状で大丈夫なのだろうか？」と思いあぐね，一方で勇気を出して紹介したものの戻ってきた返書には「ご紹介ありがとうございました，精査したいと思います」とだけ記載があり，結局あの症例のあの症候はなんだったのか，果たして紹介は正しかったのかとモヤモヤしたことを覚えています．なんなら今でも気になっています．

　大事なことは，私たち臨床医は紹介した先，つまり臨床の結果を知らずして成長することはできないということ．自ら聴取した病歴や症候の解釈については，その答え合わせをしない限り臨床の次に生かせません．そしてその答えに至るまでの文脈にこそ真の価値があります．

　そこで本書は「あの症例，どうなった？」の視点で，非専門医の先生が専門外来に紹介した症例をベースに，受診したその先での問診からはじまる鑑別プロセスや思考過程を学べるように仕上げました．多彩な主訴や神経症候の『その後』を経験していただくことで，ジェネラリストあるいは若手の脳神経内科の先生方の『neurology力』にてんかん・意識障害の鑑別力を拡張してもらいたいと思っています．目指した先はブルーオーシャンかもしれないし，あるいはディープブルーかもしれません．ですが，わからないことを受け入れて楽しめるような臨床力も同時に培っていただきたいと思っています．

　本書が神経症候や病歴の魅力の気づきになれば幸いです．

2024 年秋

広島大学病院脳神経内科

音成　秀一郎

目　次

はじめに ……………………………………………………………………… ii

本書を読む前に …………………………………………………………… viii

著者略歴 …………………………………………………………………… xiii

Chapter 0　なぜ「てんかん」を知る必要があるのか

Introduction　本書を読みはじめる前に ……………………………… 2

Chapter 1　てんかん or Not　—Neurology の選球眼—

Case 1　てんかんの誤診はこうして生まれる ………………………… 14

Case 2　「過呼吸」に30年苦しんだ中年女性 ………………………… 29

　　　ショート Case レポート　重積は止めたけど徐脈が続いています … 38

Case 3　「静かに繰り返す意識消失」の大学生 …………………………… 47

Case 4　「動きが止まる発作」の青年 …………………………………… 61

Case 5　「深夜にリビングで徘徊」の中年女性 ………………………… 69

Case 6　「物忘れと意識減損」を何とかしたい青年 …………………… 85

Chapter 2　てんかんだと思うけど，対応合ってる？

Case 7　治療をやめたいと訴える全般てんかんの高校生 …………… 106

Case 8　若年ミオクロニーてんかん：こんなに再発する？ ………… 119

Case 9　診断後に発作が増えた若年女性 ……………………………… 130

Case 10　てんかん重積状態で頻回に ICU 管理した難治てんかん …… 142

Case 11　電話対応ができなくなった焦点てんかんの女性 …………… 166

Chapter 3　ちょっと対応急ぎます

Case 12 毎晩，深夜に奇声をあげる発作 ………………………………… 186
Case 13 発作が止まらない！駆け込み受診した蘇生後脳症 …………… 194
Case 14 安定していた後頭葉てんかん：幻覚で緊急入院 ……………… 208
Case 15 発作の報告は誰を信じる？　難治てんかんの中年男性 ……… 217
Case 16 発作は止まるも静かに再上昇する CK 値 …………………… 227

Chapter 4　外来相談は人生の『好転化』のチャンス

Case 17 『減薬』を試みた長期で多剤併用中の青年 …………………… 238
Case 18 『妊娠希望』の多剤併用中の症例で減量してみた …………… 244
Case 19 『学校』でしか発作が起きない教諭 …………………………… 259
Case 20 『車』で当て逃げした中年女性 ………………………………… 285
Case 21 『バス』に怖くて乗れない女性 ………………………………… 303
Case 22 『薬』は効いていたはずなのにますます悪化 ………………… 319

索引 ……………………………………………………………………………… 324
おわりに ………………………………………………………………………… 329

Note.　てんかん診療に強くなる

▶初回発作後の生活上のアドバイス　22

▶てんかん発作の多彩性　35

▶発作の急性期対応　43

▶てんかんの危険因子　58

▶自信を持っててんかんを除外する
　ために　65

▶夜間のイベントを起こす鑑別疾患
　の問診ポイント　71

▶レム睡眠行動障害（RBD）があれ
　ばパーキンソン病をチェックする　80

▶特発性全般てんかん（IGE）の
　「らしさ」を押さえる　113

▶ミオクロニーとミオクローヌス　123

▶見せかけの薬剤抵抗性てんかん
　とは　127

▶心因性非てんかん発作（PNES）とは
　148

v

▶ PNES に特徴的な発作症状	150	▶ てんかんと精神症状	213
▶ PNES の病態別の介入	158	▶ 抗発作薬で PNES が悪化する パターン	224
▶「言葉が出ない」は，てんかん 発作でも起こりえる	174	▶ 脳卒中とてんかん発作	230
▶ てんかん患者の不安障害	176	▶ 抗発作薬の減量や中止	248
▶ 派手な病歴のてんかんは自己免疫 性も考える	180	▶ 妊娠に向けた計画的な薬剤調整	251
▶ 不随意運動とてんかん発作	199	▶ てんかんの画像診断	274
▶ ミオクローヌスはコモン	203	▶ 側頭葉てんかんでの扁桃体腫大	295
▶ ミオクロニー発作で避けるべき 抗発作薬	206	▶ 長期的な服用による代謝への影響	310
		▶ てんかん患者の QOL	315
		▶ 抗発作薬の paradoxical effect	321

ミニレクチャー

❖ 診断エラーの回避のために	19	❖ 紛らわしい「ミオクローヌス」 と「ミオクロニー発作」	204
❖ てんかん患者の予期せぬ死 （SUDEP）	24	❖ てんかん患者での精神症状の ポイント	209
❖ てんかん外来の問診リスト	26	❖ レベチラセタム（LEV）と精神症状	215
❖ 自然に終息するてんかん	68	❖ 発作の報告はファクトチェック から	222
❖ 前頭葉てんかんの発作の細分化	82	❖ 脳卒中後てんかんの予後	233
❖ VEEG で徐波も認めない 側頭葉てんかんがあるのか？	99	❖ てんかんは治るのか？	250
❖ なぜ VPA の治療がうまくいか なかったのか？	109	❖ 葉酸の投与量はよくわからない	255
❖ 特発性全般てんかんでも難治の パターンがある？	128	❖ 前兆という言葉の語弊	282
❖ ペランパネル（PER）の使いどころ	192	❖ てんかんと自動車運転	298

Column

- 発作のエマージェンシー　　40
- 睡眠関連摂食障害（SRED）　　81
- ビデオ脳波モニタリングの敷居は
  下げていい　　95
- てんかんと診断しがちな病歴　　101
- LEV という使いやすさ，VPA という
  武器　　111
- 薬剤抵抗性てんかん（drug
  resistant epilepsy：DRE）　　129
- てんかんは，何を治療するのか　　140
- ベンゾジアゼピン系の使い分け　　146
- PNES は精神科医がみるべきな
  のか？　　163

- 「震え」と「振るえ」　　206
- arm drop 試験と PNES　　225
- 産褥期の対策も忘れない　　255
- てんかん合併妊娠と児の知能　　257
- 新しい脳地図　　277
- musicogenic epilepsy（音楽誘
  発性てんかん）　　279
- 側頭葉てんかん患者に「物忘れ」
  を相談されたら　　293
- 道路交通法について正しく伝える　　301
- てんかん重積や脳炎後の長期予後　　316

本書を読む前に

　本書で取り扱う症例の年齢や性別，病歴はすべてアレンジしていますので，実在する症例とは基本的に異なります．また症例の難易度ですが，専門医を取る前の脳神経内科医がベストマッチだと考えています．そのため，研修医や全くの専門外の先生にはやや難易度が高いかもしれません．ですが「こういった考えがあるのか」や「このような鑑別疾患があるのか」という気づきに少しでもつながるよう意図しました．

　患者背景としても，思春期から中高年まで多様な世代を取り上げ，またセッティングとしても「非専門医からの視点」と「紹介を受ける側の視点」の両方向性を意識しました．

Chapter の説明

　本書は 5 つの Chapter から構成されています．

　まず Chapter 0 として，てんかんの鑑別プロセスの本質を整理しましょう．そのうえで Chapter 1〜4 では計 22 の症例を紹介します．Chapter 1〜3 はジェネラリストの先生も含めた幅広い臨床医を対象とした内容とし，一方の Chapter 4 は，これから外来でてんかん患者をフォローする若手の先生を対象とした内容になっています．読者の方のこれからの最適解の見つけ方の参考となれば幸いです．

Chapter	概要
0	てんかん診療の本質： 特に鑑別プロセスの流れを身につけましょう
1	てんかんの診断： てんかんでのオーバートリアージには注意したいところ．一方で見逃しや，誤診も避けなければいけない．注意すべき鑑別疾患に何があるかを考えながら読み進める
2	診断後の迷い： てんかんと診断されている，あるいは診断した症例で，「発作があった」「倒れた」「意識がない」など，その後の対応をどうするか．一方で，診断の見直しも常に考える
3	少し急ぐ発作への対応： てんかんと診断されている症例での「困りごと」で，少し急いで対応した方が良さそうなものへのアプローチを考える

Chapter	概要
4	ライフサポートを含めた対応： 「妊娠」「出産」「就労」「車」など．てんかんとして治療していくプロセスでの諸問題をいかに解決していくか，てんかん患者の人生を好転化を目指した治療プランを考える

予備知識

　てんかんに関する予備知識がなくても読み進めることが可能ですが，用語をむずかしく感じるところもあると思います．ここに頻出の用語についてまとめておりますので，随時確認してください．

てんかんの発作の種類	
focal awareness seizure（FAS）	焦点意識保持発作：意識の保たれた局所性のてんかん発作
focal impaired awareness seizure（FIAS）	焦点意識減損発作：意識減損した焦点性のてんかん発作（おもに側頭葉てんかんの発作）
generalized tonic-clonic seizure（GTCS）	全般強直間代発作：いわゆる全身けいれん発作
focal to bilateral tonic-clonic seizure（FBTCS）	焦点起始両側強直間代発作（いわゆる二次性全般化）
てんかんの分類や症候群	
全般てんかん	
idiopathic generalized epilepsy（IGE）	特発性全般てんかん：若年者の全般てんかんのコモン
juvenile myoclonus epilepsy（JME）	若年ミオクロニーてんかん
juvenile absence epilepsy（JAE）	若年欠神てんかん
epilepsy with GTCS alone（GTCA）	全般強直間代発作のみを示すてんかん
焦点てんかん	
temporal lobe epilepsy（TLE）	側頭葉てんかん
frontal lobe epilepsy（FLE）	前頭葉てんかん
その他	
anti-seizure medication（ASM）	抗発作薬／抗てんかん発作薬
psychogenic non-epileptic seizure（PNES）	心因性非てんかん発作
status epilepticus（SE）	てんかん重積状態

抗発作薬の種類

　てんかんで用いる発作抑制の薬剤を**抗発作薬／抗てんかん発作薬**（anti-seizure medication：ASM）とよびます．従来は抗てんかん薬（anti-epileptic drug：AED）と表現されていましたが，てんかんそのものを根治させる薬理作用はないため，あくまでも「発作」を抑制する薬剤として ASM と表現されるようになりました．

　ここでは代表的な薬剤の略語をまとめています（下表）．一般的な開始用量と維持量を記載していますが，ASM では副作用を回避するためにあえて少量から導入することがしばしばあります．

代表的な薬剤の略語

略語	薬品名（一般名／商品名）	開始量 （mg/day）	少量導入の例 （mg/day）	維持量 （mg/day）
VPA	バルプロ酸（デパケン®）	400	200	400～1,200
CBZ	カルバマゼピン（テグレトール®）	100～200	50～100	400～600
ZNS	ゾニサミド（エクセグラン®）	100	50～100	200～400
CLB	クロバザム（マイスタン®）	5～10	2.5	10～30
GBP	ガバペンチン（ガバペン®）	300～600	200～400	1,200～1,800*
TPM	トピラマート（トピナ®）	50	25	200～400
LEV	レベチラセタム（イーケプラ®）	1,000	250～500	1,000～2,000*
LTG	ラモトリギン（ラミクタール®）	添付文書参照		100～200*
PER	ペランパネル（フィコンパ®）	2	0.5～1.0	4～8 mg/day
LCM	ラコサミド（ビムパッド®）	100	50～100	200 mg/day

＊腎機能や併用薬に応じて調整が必要

　そこで，私が少量から導入するケースでの 1 日量の一例を記載していますので，参考としてください．

抗発作薬ダイジェスト

VPA：特発性全般てんかんの特効薬

利点：
- 全般発作（強直間代発作，ミオクロニー発作，欠神発作）のすべてで第一選択
- 気分安定作用あり

注意：
- 妊娠可能年齢の女性では避ける（催奇形性リスク）
- 体重増加に注意

ポイント：
- 片頭痛合併例には合理的

CBZ：焦点発作の主軸

利点：
- 焦点発作へのすぐれた効果

注意：
- 皮疹，めまい，心伝導系の副作用，薬物相互作用に注意

ポイント：
- 50〜100 mg/day からの導入でもよい

GBP：効果は弱め，副作用は少ない

利点：
- 副作用が少ない ASM の一つなので，認容性が高い

注意：
- 発作抑制効果は強いほうではない，全般発作を悪化しえる，体重増加がある

ポイント：
- 高齢者てんかんで，2剤併用したい時の2剤目で候補

TPM：薬効は強いが副作用も多い（ただし対応は可）

利点：
- 複数の作用点あり，抗発作作用は強い

注意：
- 「元気がでない（食欲低下や体重減少）」や集中力低下，無汗症や尿路結石に注意

ポイント：
- 25 mg/day 単位で導入し漸増
- 片頭痛発作の予防効果あり

LEV：汎用性高いが，精神症状に注意

利点：
- 発作抑制効果が強い，薬物相互作用がほとんどない

注意点：
- 情緒面や精神症状での副作用あり，精神疾患の既往例には注意
- 半減期が短い

ポイント：
- 高齢者や急がないケースならば少量から開始も可（250〜500 mg/day など）

LTG：汎用性高く継続もしやすい，ただし焦りは禁物

利点：
- 催奇形性が低い，副作用が少なく，高い継続率

注意点：
- 頻度は低いが重篤な薬疹のリスクあり
- 他の Na チャネル阻害薬との併用でめまいやふらつき，複視に注意

ポイント：
- 添付文書よりもゆるやかに導入，増量．血中濃度もチェック

PER：唯一の作用点，一日 1 回でよい

利点：
- 唯一の作用点（AMPA 受容体阻害作用は PER だけ）
- 半減期が長く一日 1 回の服用
- 新皮質由来の発作や二次性全般化の抑制に特化

注意：
- 眠気や精神症状の悪化などの副作用頻度が高い

ワンポイント：
- 少量開始（0.5〜1 mg/day）と緩徐な増量で副作用回避

LCM：焦点発作で汎用性高い

利点：
- CBZ と同じ Na チャネル阻害作用
- CBZ での副作用（めまいや浮遊感など）が生じにくい

注意：
- 他の Na チャネル阻害薬併用時はめまい・心伝導障害に注意

ポイント：
- 副作用出現時は 50〜100 mg/day 単位で漸減

著者略歴

音成　秀一郎（ねしげ　しゅういちろう）

略歴
佐賀県佐賀市生まれ．2008年に大分大学医学部を卒業．広島大学脳神経内科に入局後は救急系の関連病院で研修し2015年に京都大学大学院（臨床神経学）へ国内留学．同てんかん・運動異常生理学講座の池田昭夫教授の指導のもと，てんかんと脳波の臨床研究に従事し，JES Prize, Excellent Presentation Award, JUHN AND MARY WADA Award, Hans Berger Awardなど日本てんかん学会の受賞歴あり．福島県立医科大学ふたば総合医療センターでの復興医療支援を経て2019年4月から広島大学脳神経内科助教，現在に至る．

所属学会・専門医
- 日本内科学会（専門医）
- 日本神経学会（専門医・指導医，てんかんセクションコア・メンバー：2023〜2025，てんかん診療ガイドライン作成委員会システマティックレビュー委員：2024〜2029）
- 日本てんかん学会（専門医，社会問題検討委員会，分類・用語委員会，英文ジャーナル委員会）
- 日本若手てんかん従事者部門：YES-JAPAN（世話人：2021〜2022年）
- 日本臨床神経生理学会（専門医：脳波部門）

てんかん関連の情報発信
- Facebook（https://www.facebook.com/people/ 内科-てんかん /100015344415438）
- X（@neshige_s）
- LINEアプリによる遠隔脳波判読支援
- 著書：「脳波判読オープンキャンパス 誰でも学べる7STEP」（診断と治療社），「はじめての脳波トリアージ」（南江堂）
- ウェブセミナー等への参加希望の際はご連絡ください：s-neshige@hiroshima-u.ac.jp

Chapter 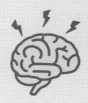 0

なぜ「てんかん」を知る必要があるのか

解像度の低い情報からなる病歴は，その後に認知バイアスを引き起こし，てんかんではない人を容易にてんかんと誤診させる可能性があります．

状況証拠だけでてんかんをオーバートリアージすることには大きなデメリットがあります．

しかし，てんかんをみすみす見逃していては本末転倒です．

まずはこの章で，てんかん発作の見極め方について基本的なアプローチを掴んでいきましょう．

Chapter 0 なぜ「てんかん」を知る必要があるのか

Introduction
本書を読みはじめる前に

1. 知って欲しい二人の人生（図1）

（1）成人女性のケース

　ある成人女性がいました．彼女は中学生の頃からてんかんとして治療を受けており，2種類の抗てんかん発作薬を服用していました．成人後は発作が一度もありませんでしたが，「てんかんがあるから妊娠は不可」といわれてきたため，結婚も諦めていました．しかし，30代後半になってあるきっかけでてんかん専門外来を受診し，中学生の頃の病歴を見直してみると，当時のエピソードはすべて「失神後けいれん」で説明可能な内容でした．本人と相談し，すべての薬を漸減して中止したところ，その後に発作は起こらず，脳波にも異常はみられませんでした．つまり，てんかんではなかったのです．

　なぜこんなことが起きたのでしょうか？ おそらく，倒れた状況を当時の誰かが「けいれんした」と表現したのかもしれません．あるいは失神して少し震えている状況を「てんかん」と判断したのかもしれません．いずれにしても解像度の低い情報によって「倒れた＝てんかん」と解釈された可能性があります．そして脳波判読を依頼された医師は，「発作を繰り返していたのだから，てんかんなのだろう」という認知バイアスに陥り，本来なら病的意義のない波形を「尖った波」と見誤ったのかもしれません．

（2）成人男性のケース

　もう一人は30代の男性で，小学生の頃からてんかんと診断され，3種類の抗てんかん発作薬を服用していました．成人後は発作がなかったものの，てんかんという診断のために自動車の運転免許を自ら諦めていました．また，職場ではてんかんが正しく理解されておらず腫れ物を扱うかのように接され，息苦しい思いをしてきました．ですが，この方も実際はてんかんではなく，不随意運動だっ

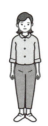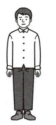

図1 てんかんではなかったのに，てんかんと診断されたことで人生が変わってしまった二人

たことが後にわかっています．小学生の当時にあった震えをけいれんと誰かが表現したのかもしれませんし，「てんかんだったら大変だ」とオーバートリアージのアクセルを踏んだのかもしれません．

2. てんかんを「疑うこと」は誰でもできる

　これらのケースからわかるように，解像度の低い情報は認知バイアスを引き起こし，てんかんではない人をてんかんと誤診してしまうことがあります．医療では「かもしれない」に基づくオーバートリアージが必要な場合もありますが，急性期医療と慢性疾患の診断では，そのリスクは全く異なります．特に，てんかんについては専門医ですらしばしば誤診をするので注意が必要です．もちろん，てんかんも早期に正しく診断して治療介入することが理想ですが，状況証拠だけでのオーバートリアージによるメリットを示すエビデンスは存在しません．むしろ困ったことに，てんかんについては，一度誰かが診断してしまうとその診断がその後に見直されることや覆されることはほとんどなく，「てんかんという診断」だけが一人歩きしてしまうことがあります．

　てんかんかもしれないと疑うことは誰にでもできる簡単なことです．しかし，私たち臨床医はそれがきっかけで重大な『冤罪』につながることを知っておかねばなりません．これを防ぐために何ができるか．それは解像度の高い情報，すなわち病歴です．まずは「てんかんらしさ」と「てんかんらしくなさ」の基本と根拠を押さえていきましょう．てんかんの過剰診断の問題は専門医にとって喫緊の課題ですが，その支えとなるものこそが非専門医の先生が現場で確認された病歴

Chapter 0　なぜ「てんかん」を知る必要があるのか

や周辺情報です．私たち専門医の冤罪を撲滅するというアウトカムにおいて，非専門医の先生方の協力が欠かせないことがわかっていただけたと思います．

3．本書の目的地

本書は 22 症例の episode とともに，様々な悩ましい神経症状について，その鑑別と介入方法を考察していく構成で，その中心には「てんかん vs. 非てんかん」があります．しかし，臨床でも実感されているように，てんかんのルールイン／ルールアウトは一筋縄ではいきません．てんかんを過剰診断してしまうリスクもあれば，治療の遅れによる再発リスクとも常に隣り合わせです．

そこで本書は，てんかんの鑑別の効率化と最大化を意識した『考える力』を目的地としています．数多くの悩ましい症例に触れることで，症例の病歴とその後を追うごとに考察のスキルを磨いていただきたいと思います．そこでまずは各症例に入る前に『てんかん診療における原則』をここで解説したいと思います．

4．てんかんの鑑別がなぜむずかしいのか

てんかんの鑑別作業がむずかしい理由は2つあります．一つ目は，その診断を確実とさせる特異的な診断マーカーがないこと．そのため「てんかんらしさ」と「てんかんらしくなさ」を両方向から立体的に情報を収集する必要があります（図 2）．二つ目は，「てんかん発作」のバリエーションの豊富さです．「けいれん（強直間代発作）」だけがてんかん発作ではなく，意識減損してボーッとフリーズするだけの目立たない発作もあり，たとえば「めまい感」や「痺れ感」，「耳鳴り」，「視覚の歪み」など他覚的に同定がむずかしい多彩な発作症候もあります．つまり脳機能の種類の数だけ発作のパターンがあるので，その組み合わせも考えるとまさに無限大です．そして，これらの発作について患者さんが自ら言語化することがむずかしいケースも多く，たとえば発作についてオープンに聞いても「なんか，そうですね，あーヤバいって感じになります」と極めて抽象的にしか表現できない症例も珍しくありません．すなわち「てんかん発作の定義に集約される症候の総量に対して，臨床で得られる情報の不確実性というミスマッチ」がてんかん診断のむずかしさの根底にあるのです．

「てんかん発作らしさ」を詰めていく作業	「てんかん発作らしくなさ」を探す作業
・てんかん症候群へのあてはめ ・脳機能解剖と発作型	・てんかん発作としての矛盾点 ・てんかんミミックの鑑別

図2 てんかんの診断：双方向性の鑑別作業

そもそも syncope の表現型は多様なので，眼球一つとっても，upgaze することもあれば，deviation することも，あるいはただ見開いているだけだったり，roving eye になることもあります

 ## 5. 確実なてんかんの診断のために

（1）てんかん発作の3原則：むずかしいからこそシンプル

前述のように「痺れ感」や「めまい感」ですら，すなわち脳機能に関連するあらゆる訴えはてんかん発作として起こりえます．ですが，すべての訴えに対して脳波検査を実施していては効率が悪すぎます．そのため，てんかん発作の可能性を考える基準を設けることが必要です．そこで役立つのが『てんかん発作の3原則』です（図3[1]）．

> **てんかん発作の3原則**
> 発作型はいつも**同じ**
> 発作の持続は 1〜2 分と**短い**
> 突然はじまり，**突然終わる**

図3 てんかん発作の3原則

（文献1より改変）

Chapter 0 なぜ「てんかん」を知る必要があるのか

　この3原則は本書で扱う鑑別プロセスの核心ですので，ぜひ覚えてください．すなわち，てんかん患者の発作は「発作型がいつも同じ」であり，その持続時間は「1～2分以内と短く」，そして発作は「突然はじまって，突然終わる」という特徴です．
　この3原則の取扱いは至ってシンプルです．

- 発作の3原則を満たせばてんかんの可能性を深掘りしましょう
- 少しでも満たさない場合は，非てんかん性の可能性から先に検討

　もちろん，この3原則にあてはまりにくい例外もあります．しかし，このスクリーニングに少しでも該当しないのであれば「てんかんとしてのレアケース」を探すよりも「非てんかん性の病態」を先に検索する方が合理的です．非てんかん性とは，具体的には「失神」「心因性」「不随意運動」「睡眠障害」の4つが基本です（図4）．とても大事なことなので本書の中でも繰り返し触れていきます．なお，非てんかんの4つのどれにも該当しそうになければ片頭痛の可能性も考えます．ただし片頭痛には多彩な表現型があるので，消去法というよりは常に鑑別リストに入れておく方がよいでしょう．

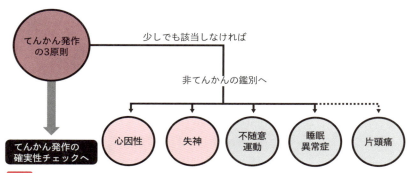

図4　発作の3原則に合致しないときに考えるコモンな非てんかん性の病態

(2) てんかん診断の確実性

　診断STEPは3つです（図5）．まず，発作の3原則をチェックします．すべてを満たしている場合は，次に「てんかんらしさ」を確実にするために2つのポ

イントを押さえます．典型的なてんかん症候群にあてはまるかどうかと，発作症状が脳由来として間違いないかです（STEP 2）．そして最後に，発作エピソードの細部まで確実な再現性があることを確認しましょう（STEP 3）．確実な再現性こそが，てんかん診断の本質なのです．

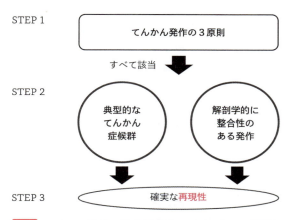

図5　てんかん診断の確実性をチェックする3つのSTEP

　STEP 2での典型的なてんかん症候群には**若年ミオクロニーてんかん（JME）や側頭葉てんかん（特に海馬硬化症を伴った内側側頭葉てんかん）**などがあります．年齢や発作型として合致するかそれぞれの症候群の特徴を押さえておく必要があり，本書でも随時紹介します．

　もちろん，特定の症候群にあてはまらないてんかんも存在しますし，むしろそのほうが成人診療ではメジャーでしょう．その場合でも，STEPのもう一つの軸である**解剖学的な「脳機能局在」**の情報をもとに，てんかん発作としての確実性を詰めることができます．たとえば焦点てんかんの場合，脳の特定の領域から発作が出現しますので，聴取した発作症状の情報をもとに「脳のどの領域から，どのように発生した発作か」を類推します．このような類推作業を後述しますが**発作症候学（semiology）**とよびます（ミニレクチャー『てんかん外来の問診リスト（p26）』を参照）．

Chapter 0　なぜ「てんかん」を知る必要があるのか

（3）てんかんの定義

1）てんかん発作はてんかんと同義ではない

　診断フローが理解できれば，次にてんかんと診断できる定義は何か？が大事になってきますが，その前に「てんかん発作の存在そのものは慢性病態としてのてんかんと必ずしも一致しない」という前提を理解しておきましょう．というのも，てんかん発作という「発作症状」だけであれば頭部外傷や中枢神経感染症，代謝異常など様々な急性病態下で急性症候性発作として一過性に生じうるからです．急性心不全の加療中に一過性に心房細動が出現しその後に再発をしなければ，発作性／慢性心房細動とはよばないのと同じです．では，てんかんとは何かというと，慢性に大脳由来の発作が反復性にみられる病態に集約されます．そのため原則的には慢性に発作を2回以上繰り返す状態をさします．

2）てんかんの実用的定義

　しかし発作が2回以上繰り返さなければてんかんとは診断できないとすると，再発リスクが明らかにある初回発作の患者さんに対して定義を満たさないという理由で早期診断や早期の治療介入ができずにみすみす2回目の発作を無防備に待つことになります．そこでてんかんの実用的臨床的定義が提唱され，以下のいずれかを満たすことで，実質的にてんかんと判断できるようになりました[1]．

てんかんの実用的定義

① 24時間以上空けて少なくとも2回の発作が起こる状態

　2回以上の非誘発性発作があった場合に，その後に発作が再発する可能性は60％以上とされている．よって2回目の非誘発性発作以降であればてんかんとして治療介入することは合理的と判断される基準．

② 1回の非誘発性発作があり，かつ発作が再発する危険性が慢性にある状態

　1回の非誘発性発作であったとしても再発リスクが高いと判断される場合にあてはめる定義．ここでの再発する危険性が慢性にある状態は①と同等の再発リスク，すなわち10年間で60％以上の再発リスクがあると判断されなければならない．具体的には，脳卒中や頭部外傷，中枢神経感染症などの頭蓋内の器質的障害があった症例の慢性期で発作があった場合，その後の発作の再発率は10年で約64.8％と高くこの基準を満たす（脳梗塞

に限れば約70％とさらに高い）．よって初回発作であっても再発の危険が高いと判断されれば早期からの治療介入を可能とした実用的定義であり，脳卒中後の late seizure はここに該当する．

③ 明瞭なてんかん症候群と診断される場合

若年ミオクロニーてんかんなど，特定のてんかん症候群名が該当する場合である．

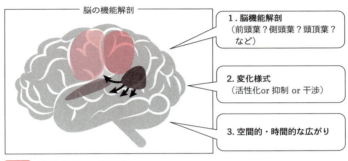

図6 焦点発作の方程式

（4）発作症候学の考え方

ここからの発作症候学（semiology）については少しむずかしいので，いったんはそのような考え方もあるのだなという認識で構いません．本書の症例を通じて少しずつ整理できればよいでしょう．

1）てんかん発作の方程式（焦点発作）

発作症候学の一つ目の考え方は，図6 に示すように，焦点発作の場合，①発作活動は特定の焦点から発生し，②変化様式と③空間的な進展を示しながら発作は増強していきます．つまり焦点発作の方程式は「脳機能局在×変化様式×空間的な広がり」と表現できます．この方程式にあてはまることこそが脳由来の発作である証左となるのです．

2) 発作の3つの変化様式

　焦点発作の方程式に含まれる「変化様式」について補足します．てんかん発作は神経細胞の過剰興奮により引き起こされるため，発作活動により脳機能が「活性化」されることが多いのですが，必ずしも「活性」だけではなく，「活性/抑制/干渉」の3パターンがあると考えられています（表1）[2]．たとえば，発作活動が運動野で発生し「活性」として作用すれば，けいれん発作が引き起こされます（図7）．一方で，発作活動が「抑制性」に作用することもあり，運動麻痺や陰性ミオクローヌスなどが引き起こされます．感覚野も発作により「活性」されれ

表1　脳機能局在と発作症候

脳機能局在	てんかん性の活性/抑制/干渉	発作時症候
運動野（おもに前頭葉）	活性	けいれん 向反発作
	抑制	運動麻痺 陰性ミオクローヌス
感覚野（おもに頭頂葉）	活性	知覚異常 知覚過敏
	抑制	感覚鈍麻
言語野	干渉	失語
辺縁系	干渉	自律神経症状 デジャブ，健忘，興奮，疼痛など

（文献2より改変）

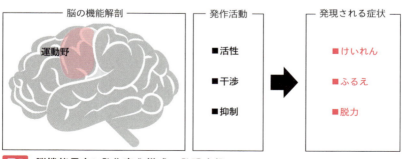

図7　脳機能局在と発作変化様式，発現症候

ば異常感覚が出現し「抑制」された場合は感覚鈍麻を呈するなど発現症候が異なります．また正常な高次脳機能が発作で「干渉」されることで記憶や感情の発作や失語を呈することもあります．そして空間的・時間的な広がりというのは，たとえば焦点発作だと1〜2分の持続時間ですが，その時間軸の中で脳内にて発作活動が広がっていく過程が，脳機能解剖学的に説明できるかどうか，で判断します．つまり「脳機能局在×変化様式×空間的な広がり」を満たす表現型が焦点発作の本質であり，そこに「再現性」があるものが「てんかん」なのです．

6. まとめ

まずは発作の3原則について検証し，てんかんサイドから掘り下げていくか，非てんかん性の病態から検索していくか大筋を決めましょう．てんかんが疑わしいと判断できれば，その根拠として「てんかん症候群」「発作症候学」の2軸で詰めていきます．

それでは次項から脳神経内科の外来を訪れた症例をみていきましょう．

文献
1) Fisher RS, et al.: ILAE official report: a practical clinical definition of epilepsy. Epilepsia 2014;55:475-482.
2) 池田昭夫：ヒトの大脳機能局在概説―機能局在研究の大航海時代．Clinical Neuroscience 2010;28:1096-1103.

Chapter 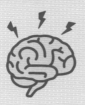 1

てんかん or Not
─Neurology の選球眼─

医療ではオーバートリアージが常に合理的とは限りません．

特にてんかんの診断は，その後の人生を大きく揺るがすため，過度な安全策は患者さんの将来の機会損失となりえます．

誰かがいったん「てんかん」と診断すると，そのラベルは見直されることなく一人歩きしてしまうことがしばしばあり，私たち臨床医はてんかんではない Not を的確に見極める必要があります．

「かもしれない」という不確実性を排除する選球眼を磨きましょう．

Chapter 1　てんかん or Not　―Neurologyの選球眼―

Case 1 てんかんの誤診はこうして生まれる

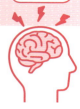

生来健康な中学1年生．起床後の身支度中にけいれん発作を繰り返しました．同じような発作が3回あったため，てんかん疑いとして紹介．私も当初は，てんかんとして矛盾しないと考えていましたが，実はてんかんではありませんでした．てんかんの誤診が簡単に成立してしまうという教訓的なケースです．
発作の3原則とともに「Notてんかん」を見定めるポイントを考えていきましょう．

紹　介　状

症　　例　生来健康な中学1年生の女性

紹介内容　起床後の身支度中にけいれん発作を起こし，救急搬送されました．各種検査で異常はなく経過観察としましたが，1か月以内に同様の発作をさらに2回認めました．合計3回のけいれん・意識消失発作があり，てんかんとしての治療を提案しましたが，若年女性でもあり専門外来での治療を希望されました．よろしくお願いします．

内服薬　なし

Case 1 てんかんの誤診はこうして生まれる

初診時の問診ポイント

　紹介状の情報によると，非誘発性の発作を繰り返しており，てんかんと診断しても良さそうな病歴です．また短期間で発作を繰り返しているため，両親の不安を考慮すると，心理的にも早く治療を開始したくなるでしょう．このような状況では「もうてんかんと診断してもよいのでは？」という認知バイアスがかかってしまうのも無理はありません．

　では，どうすれば「Not てんかん」と判断できるのでしょうか．次の掘り下げた病歴をみて，「Not てんかん」のヒントがどこにあるのか考えながら読み進めてください．そして「発作の3原則」にあてはめて考える練習をしてみましょう．

再聴取した病歴

発作1　20XX年3月6日（月曜）
朝6時半に起床．7時半までには登校のために家を出る予定で身支度をしていた．食事を終えて，洗面台の方に向かおうと廊下を歩いているときにバタンという音がしたので母が駆けつけると，倒れてけいれんしている本人を発見した．すぐに救急要請し，病院につくまでには覚醒した．舌咬傷などの外傷はなく，尿失禁もなし．前日は少し寝不足だった．倒れる直前に自覚した前兆なし．初回なので経過観察．

発作2　20XX年3月13日（月曜）
朝6時半に起床．朝の身支度を終えて，7時半頃，登校のため家を出ようと玄関に向かって廊下を歩いている途中で，バタンと音がしたので家族が駆け寄ると，前回同様にけいれんしている本人を発見した．数分でけいれんは止まり覚醒した．失禁や外傷なし．今回も前日は少し寝不足だった．両親の希望で，投薬はもう少し様子を見たいと経過観察．

Chapter 1 てんかん or Not ―Neurologyの選球眼―

> **発作3　20XX年3月27日（月曜）**
> 朝6時台に起床し，いつも通り朝の身支度をしていた．前日の寝不足もなく特に体調は問題なさそうだった．当日は両親ともいつもより早めに出勤しなければいけなかった．そのため本人が家を出る予定である7時半より先に，両親らは出勤した．本人は両親が出勤した後に，登校する予定で，このようなことは過去にも何度かあった．しかし「9時になっても学校に登校していない」と学校の担当教諭から母に連絡があった．母が自宅に戻ると玄関で倒れている本人を発見した．呼びかけで朦朧とした状態だった．救急搬送し，徐々に覚醒した．今回は，けいれん発作はあったかどうかは不明だった．外傷はなかった．

いかがでしょうか？
　1か月のうちに立て続けに3回も発作イベントがあったという病歴です．繰り返す発作に対して両親の不安も強いようでしたので，このままてんかんと診断して治療をはじめた方が気持ち的には楽になるかもしれません．ですが，てんかんの診断は人生の診断です．他の可能性が1ミリもないのか検討を尽くす必要があります．そこで活用すべきがてんかん発作の3原則．ただしこの3原則の活用には注意点があります．それは厳しく判定するということです．本例では以下のようになりました．

> **てんかん発作の3原則へのあてはめ**
> - いつも同じか？　→ 似ているが，3回目だけ少し違うかもしれない
> - 短いか？　→ 短いが，発作後の意識障害が3回目だけ長い
> - 突然はじまり，突然終わる？　→ 3回目が該当しないかも

　3回のエピソードは「概ね類似はしているものの，3回目のエピソードだけは毛色が違う」とも考えられます．再現性としての僅かな違いにより，確実に3原則を満たしていないのであれば，Chapter 0でも説明したように，てんかんではない可能性を探る方向にベクトルを変えます．つまり睡眠異常，不随意運動，失神，心因性の中から想定しえるものがあるかの再調査です．

Case 1 てんかんの誤診はこうして生まれる

 ## 病歴の再検証

　病歴を見て，何か違和感はありませんでしたか？　今回あえて発作のみられた日付を記載していたのですが，そこには理由があります．カンの鋭い読者はお気づきだと思いますが，1か月で3回あったという発作はいずれも「同じ月曜日」．もう少し限定していえば「月曜日の朝，学校に行くために家を出る前にしか発作が出ていない」です．偶然という可能性もありえますが，確率としては非現実的です．逆に，ある意味で月曜の朝という再現性があるわけですから，そこにはてんかん以外の原因があるのかもしれません．そう考えると，睡眠異常，不随意運動，失神，心因性の中で考えればどうでしょうか？　何かしらの「学校に行きたくない心因」がてんかん発作類似の症状を引き起こした可能性があるかもしれません．

[**てんかんではない**]

　てんかんではない可能性がどこかにないかと探し続けることは，すなわち病歴の粗探しです．今回はたまたま「月曜日」がキーワードとなりましたが，他にも以下の点で粗探しのヒントがありました．

(1) けいれん
　母の当初の説明では「同じようにけいれんしていた」という表現でしたが，完全に同一だったのかという角度から改めて確認すると，1回目のイベントでは全身を震わせるような症状で，2回目のイベントでは母親が近づくと小刻みに顔や手先がピクピクしはじめたというものでした．つまり，厳密には異なっていたのでした．このように「けいれんした」というだけの解像度の低さのままでは，容易に診断を明後日の方向へと導きます．病歴を掘り下げるというのは，得られた情報の解像度を高める作業だと考えて下さい．

Chapter 1　てんかん or Not　―Neurology の選球眼―

(2) 意識障害の遷延の長さ
　3 回のイベントのうち，3 回目だけ覚醒まで長い時間を要しました．倒れる際に頭部外傷を伴っていたのであれば意識障害が遷延することもありますが，目立った外傷はなかったので否定的です．そうなると 3 回目のイベントだけがやけに長かったという点にも違和感があります．母親が職場から駆けつけてから覚醒していますのでおよそ 3 時間も発作後朦朧状態だったことになります．一般に，発作後朦朧状態の持続時間は数分程度が多く，平均としても 30 分程度と考えられています．高齢者などでは長くなりやすいので，高齢者なども含めたデータとなると平均で約 40 分程度です（それでも大半の症例は 30 分未満です[1]）．小児での検証データでも平均 38 分とされています[2] ので，3 時間というのは典型的ではありません．

 本例のその後

　発作の 3 原則を満たさず，てんかんとしては嫌疑不十分でした．そして「月曜日の朝の学校に行く前」にしかイベントが発生していなかったので，心因性の可能性を評価するために児童精神科に相談することになりました．その過程で念の為に脳 MRI と脳波もチェックしましたがいずれも異常はありませんでした．本人，家族にはてんかんのような脳の病気ではないこと，これまでの発作イベントで脳に後遺症が残るような心配はないことなどを伝え，『安心』を処方しました．なお，私は中学生以上の患者さんであれば，最初は本人と両親が同席した状況から診察をはじめますが，途中で本人だけ，両親だけでそれぞれから話をうかがうように心がけています．

　学校に行きたくない理由はもちろん確認したいところですが，本人に聞いても一筋縄ではありません．明確な「わかりやすい理由」なんて可視化できないことのほうが多いように思いますし，そもそも本人がその何かを言語化できるのであれば症状を引き起こしていないかもしれません．そのため，尋問するような形で原因を検索するのは悪手と思います．それなりの時間と距離感が必要でしょう．ただ，これまでの類似の症例の経験では以下のようなシチュエーションはしばしばありました．

- 未指摘の発達障害
- 背景にある初期の精神障害（統合失調症など）
- 親の過干渉
- 周囲からの期待の強さ
- 新しい環境でのギャップ（中学でエース → 強豪校の高校で補欠など）
- 兄弟間での格差

・発作の3原則に忠実に
・発作が起きた「曜日」などシチュエーションも大事
・てんかんの診断は急がない

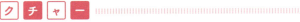

診断エラーの回避のために

　今回の症例では危うくてんかんと誤診するところでした．ですがこれを決して対岸の火事としてはいけません．実際に，てんかん診療でのオーバートリアージは今もなお問題となっており，てんかんと診断されて初期治療に反応しなかった症例のうち25～30％程度は実際にはてんかんではないとされています[3]．つまり4人に1人は診断が間違っていることになり極めて深刻なエラーです（図1）．てんかんという診断は「人生の診断」そのものですので，過剰診断だけは避けねばなりません．大事なことは「3原則」ですが，それ以外の注意点をここで紹介します．

(1) 早期閉鎖に注意する

　今回の症例は10代初発のけいれんでMRIは正常だったことから特

Chapter 1 てんかん or Not ―Neurology の選球眼―

発性全般てんかんをまずは想起しやすいでしょう．関連するキーワード
が揃うと，それっぽい鑑別診断が思いついてしまい，早々に熟考をやめ
てしまうことを認知バイアスの一つである早期閉鎖といいます．

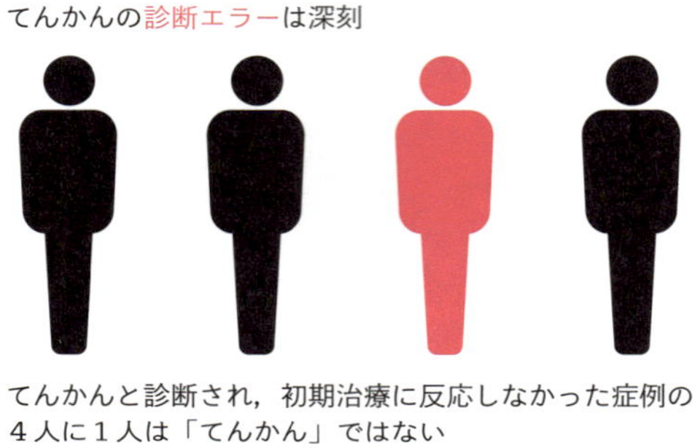

てんかんの診断エラーは深刻

てんかんと診断され，初期治療に反応しなかった症例の
4 人に 1 人は「てんかん」ではない

図1 てんかんの診断エラー

（2）薬物治療をあえて急がない勇気

　発作が立て続けに 3 回も起こると，どうしても「次に起きたらどう
しよう」とか「薬は何を使う？」と勢いづいてしまいます．ですが，そ
もそもてんかんの治療は薬物療法だけではありません．しっかりと睡眠
をとって生活リズムを是正することも大事な非薬物療法です．そこで，
てんかんという診断に自信がもてないときには内服治療という選択肢か
ら少し距離をとり，もう一度生活リズムを整えることから治療をはじめ
てみるという提案もよいでしょう．生活リズムの是正が十分できていた
とすれば，万が一に発作が起きたとしても，これまでの発作（生活習慣
が乱れていた背景で生じた発作）よりは軽めの発作ですむ可能性もあり
ます．これらの説明のうえで，薬物治療をあえて急がないメリットにつ
いて議論するとよいでしょう．

（3）ネガティブケイパビリティーに耐える

　臨床では，どうしても「答え」がすぐに見出せないことがあります．
だから臨床ではそこでの最適解を常に探すわけですが，私たち人間は不
確かなことを考え続けるのがとても苦手です．そのため，複雑な問題に

対して楽な解釈をしたり，早まった結論を出したりすることが常にあります（前述の「早期閉鎖」）．ですがその「わからない状況」に対して辛抱強く向き合うことで，問題の本質的な理解に近づくことがあり，この「すぐに答えを求めず，不確実性の中にいられる能力」をネガティブケイパビリティーとよぶそうです[4]．臨床では患者さんとともにネガティブケイパビリティーを育む努力が必要でしょう．もちろんその不確かなことを考え続けるためには，ある程度の見通しが必要なわけで，次に説明するように臨床的なリスク評価が欠かせません．

(4) 初発後の再発リスクを説明する

では，どの程度の発作の再発リスクがあるのでしょうか？初回の非誘発性発作があった場合の多くのケースではてんかんかどうか未確定だと思います．そのような前提でのその後の発作の再発リスクについてメタアナリシス研究があります．初回の発作から6か月時点での発作の再発率は27％で，1年時点では36％に，2年時点では43％と推定されました[5]．小児だけでの推定値は若干高くなりますが，いずれにしても半年は未治療で，生活習慣の是正だけで様子をみてもいいのではないか，と思えるような推定値だと思います．ただし，あくまでもてんかんという多様な疾患群の全体としての再発リスク値なので，個々でのリスク評価が必要です．

AYA世代を中心に，初回の非誘発性のけいれん発作があった症例で3時間の脳波記録を行い全般性の棘徐波複合を認めたという症例を1年間追跡した研究があります．そこでは，初回発作から抗発作薬の服用を開始していた人での発作再発は14.6％だったのに対して，服用しなかった人での再発率は68.8％と高値でした[6]．これらのデータも参考に，患者単位でリスク判定してフォロープランを相談するとよいでしょう．

| Note. | てんかん診療に強くなる |

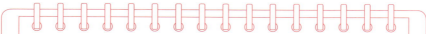

　はじめての発作で搬送された場合，経過観察の入院を経て自宅に帰ることが多いと思いますが，再び発作が起きたらどうしよう？と帰宅に際して患者さんと家族にはきっと不安があるでしょう．たとえば今回の症例は最終的に心因性という判断に至りましたが，初回の発作の後，あるいは2回目に発作があった後などは「また倒れてしまうのではないか」という不安が両親にはあったと思います．ここでは，初回発作後，どのような生活上のアドバイスが役立つかを紹介したいと思います．最終的な診断がてんかんであってもそうでなくても，自宅で経過を見ていく上で何に注意すべきかを伝えてあげることで，家族の不安も多少は和らぐでしょう．**大事なことは，発作に関連した不慮の事故（外傷や溺死など）を未然に防ぐこと**です．

1. 避けるべきポイント

　発作にかかわる注意点のキーワードは，「高い所」「水の中」「自動車や大型機械の作業」「調理など火の扱い」です．この中で日常生活として注意すべきものとして，まずは入浴があげられます（表1）．夏場であればシャワーで済ませ，冬場でも湯船をたっぷりと張らない，などの工夫はあっていいでしょう（図2）．万が一，浴槽内で発作が起きた時は，まずはバスタブの栓をすぐに抜いて気道が確保できるような姿勢を保つことも伝えておきましょう．「高所」は高所作業の仕事だけではありません．駅の構内にあるような大階段も発作を起こしてしまうと怪我をする可能性があります．手摺り側を昇降するかエレベーターを使うようにするなどの意識があってもいいでしょう．自宅で調理をしなければいけないなら，たとえば揚げ物はしばらく控えておく，包丁の置き場所は安全か？

などです．いい出したらキリがありませんが，大事なことは，その場所でもし発作が起きたとしたら大丈夫か？　を想像する意識付けです．もちろん治療がはじまってリスクが軽減されれば規制の緩和も大事です．

表1　事故を防ぐための日常生活上の注意点

自宅での入浴	・湯船にたっぷりのお湯を張ってつかるのは避ける ・自宅に1人の時は，シャワーで済ませる ・入浴する際には家族に一言告げておく
外出先	・広い階段では手すり側を歩く ・駅のプラットフォームではベンチに座って待つ ・通行車と距離の近いような狭い歩道では気を付ける

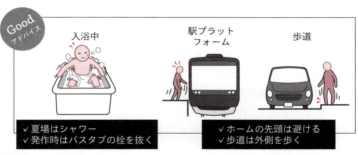

図2　生活上の注意点

　一方で，過剰な予防にも気をつけたいです．たとえば，児童の学校行事など心配が尽きることはありませんが，てんかんというだけで一律に児童を特別扱いするのは避けるべきです．つまり「行事には積極的に参加する」が基本姿勢でいいと思います．そのうえで，患者さんの発作頻度や発作型などに応じて個別に話し合い，方針や対応を共有しましょう．

Chapter 1 てんかん or Not ―Neurology の選球眼―

ミニレクチャー

[てんかん患者の予期せぬ死（SUDEP）]

　てんかん患者の予期せぬ死亡を SUDEP（sudden unexpected death in epilepsy）とよびます（スーデップと読みます）．これは「良好な状態であるてんかん患者に起こる突然の，予期せぬ，外傷や溺水が原因ではない死」をさします．SUDEP の発生は年間 0.58～9.0 人/1000 人程度とされていますが，難治てんかんの症例に限れば生涯の累積リスクは 35％ほどにのぼるとされます[7]．システマティックレビューでは，てんかんをもつ小児（0～17 歳）の SUDEP リスクは 1,000 人あたり年間 0.22 件（95％信頼区間：0.16-0.31）で，成人においては 1,000 人あたり年間 1.2 件（95％信頼区間：0.64-2.32）でした[8]．

　SUDEP の規定因子は「全般強直間代発作（generalized tonic-clonic seizure：GTCS）」「自律神経系の遮断」そして「発作後全般性脳波抑制（postictal generalized EEG suppression：PGES）」です．つまり，まず GTCS が発生し，その発作後の早期に自律神経系が遮断され，さらに脳波上では PGES が観察されます．これによって，一過性の無呼吸や徐脈，一時的な心停止が現れ，最終的には無呼吸，心静止に至ると考えられています[9]．

(1) SUDEP のリスクと予防

　SUDEP の危険因子は，まず発作型として GTCS を有していること，その頻度が多いこと，発作があるのに十分コントロールできていないこと，などがあげられます．そのため，服薬アドヒアランスの改善はもちろんのこと，適切な治療で GTCS を予防していく必要があります．GTCS の既往に加えて，寝室をシェアしているかどうかで SUDEP のリスクの差は歴然です（図 3[10]）．寝室をシェアしていなければ，夜間寝ている時に発作があったとしても誰も気がつかないので，発作があったということを主治医に報告できず適切な薬剤調整を受けられない，あるいは発作時にすぐに搬送するなどの対応が遅れる，ということにつながります．そこで治療開始後もまだ GTCS が完全にコントロールできて

いないケースでは，発作のコントロールが安定化するまでは寝室の共有を提案することも重要でしょう．同じ部屋でなくても，物音に気がつける環境にいるようにするとよいと思います．

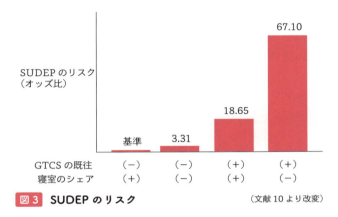

図3 SUDEPのリスク　　　　　　　　　　　　（文献10より改変）

(2) てんかんと自殺リスク

　てんかんに関連した死亡については自殺も重要な課題です．まず，てんかん患者の自殺のリスクは年齢，性別，教育，社会経済的地位で一致させた健常対照群と比較して約4倍高いとされます[11]．さらに，抗発作薬も自殺企図のリスク因子です．てんかん患者に限らず，抗発作薬を6か月間以上にわたって使用した297,620名の患者を調査した結果，827例（0.28％）で自殺企図があり，そのうち死亡に至ったのは26例でした[12]．もちろん薬剤による精神面への負担だけでなく，背景にある精神疾患が自殺企図にかかわっている可能性があります．たとえば心因性非てんかん発作（psychogenic nonepileptic seizure：PNES）も自殺企図のリスク因子です．てんかん単独の症例と比較して，自殺企図による入院のリスクは，PNES合併例で152％，PNES単独の症例で93％ほど増加することが指摘されています[13]．てんかん診療では症例ごとのリスクを勘案することと，自殺念慮や自傷行為，そして自殺企図の既往を確認しておくことが大事です．

Chapter 1 てんかん or Not —Neurologyの選球眼—

ミニレクチャー

てんかん外来の問診リスト

てんかん疑いでの初診時には表2[14)]の問診票を用いて，発作の性状を確認します．発作の性状から発作型を類推し，その発作がどこから発生しているのかを推定する作業を発作症候学（semiology）とよびます．

表2 てんかんチェックリスト

病歴聴取：発作がいつ，どこで，何をしている時，どのように起きて，どうなったか	
発作発生時の状況	日時（　　　　　），場所（　　　　　） 時間帯（睡眠中・覚醒時・入眠時・覚醒後30〜60分以内など）
発作の頻度	□回数：初回・再発（最終：　　　　　　） □頻度：日単位・週単位・月単位・年単位・（その他：　　） □群発や重積の有無
誘発／関連因子	□怠薬，□飲酒後，□睡眠不足， □情動（悦び・興奮・怒り・恐怖など） □過労，□月経，□光，音，行為などの誘発因子
前兆	（内側側頭葉由来） □心窩部へ突き上げる感じ，□既視感（*déjà vu*）， □未視感（*jamais vu*），□恐怖や不安感，□幻嗅 （外側側頭葉由来） □耳鳴・難聴・幻聴，□めまい （その他） □幻視・視覚障害・視野障害，□痺れ感， □その他の幻覚，□自律神経症
運動症状	□間代，□強直，□激しい身振り動き，□ミオクロニー， □自動症，□ジストニア，□麻痺，□脱力 局在・分布（　　　　　）□左右差，□部位の移動， □症状の進展
その他の症状	□眼球・頭部の偏向，□嘔吐，□失語，□開眼・閉眼， □顔色（チアノーゼ，蒼白，紅潮など） □舌や口部の咬傷（咬舌があれば同側に側方性） □流涎・口腔内泡沫，□尿失禁
発作持続時間	□秒単位，□分単位，□10分以上，□1時間以上

Case 1　てんかんの誤診はこうして生まれる

表2	てんかんチェックリスト（つづき）

病歴聴取：発作がいつ，どこで，何をしている時，どのように起きて，どうなったか
発作中の反応	□反応不良，□言語理解の有無，□発語の有無， □発作中の記憶
発作後の状態	意識障害： □朦朧状態，□睡眠，□発作後直ちに覚醒 精神・運動症状： □麻痺や失語などの遷延，□精神症状， □発作後の頭痛・筋肉痛
その他	危険因子 □周産期障害，□熱性けいれん，□発達・発育の遅延， □頭部外傷の既往 □中枢神経感染症の既往，□てんかん家族歴， □発作を惹起しうる薬剤 （鎮痛剤，抗菌薬，抗うつ薬，抗腫瘍薬，抗精神病薬，気管 支拡張薬，抗ヒスタミン薬，全身・局所麻酔薬，交感神経作 動薬，抗認知症薬など）

（文献 14 を参考に作成）

文献

1) Ohira J, et al.: Factors associated with the duration of the postictal state after a generalized convulsion. Seizure 2019;65:101-105.

2) Allen JE, et al.: Recovery of consciousness after epileptic seizures in children. Arch Dis Child 2007;92:39-42.

3) Amin U, et al.: The Role of EEG in the Erroneous Diagnosis of Epilepsy. J Clin Neurophysiol 2019;36:294-297.

4) 帚木蓬生（著）：ネガティブ・ケイパビリティ 答えの出ない事態に耐える力．朝日新聞出版，2017.

5) Neligan A, et al.: Prognosis of adults and children following a first unprovoked seizure. Cochrane Database Syst Rev 2023;1:CD013847.

6) Jomaa N, et al.: Risk of Recurrence in Patients with an Unprovoked Tonic-Clonic Seizure and Generalized Epileptiform Discharges on EEG. Epilepsia 2023;64:2153-2161.

7) Chahal CAA, et al.: Somers VK. Systematic Review of the Genetics of Sudden Unexpected Death in Epilepsy: Potential Overlap With Sudden Cardiac Death and Arrhythmia-Related Genes. J Am Heart Assoc 2020;9:e012264.

8) Harden C, et al.: Practice guideline summary: Sudden unexpected death in epilepsy incidence rates and risk factors: Report of the Guideline Development, Dissemination, and Implementation Subcommittee of the American Academy of Neurology and the American Epilepsy Society. Neurology 2017;88:1674-1680.

Chapter 1　てんかん or Not　—Neurology の選球眼—

9）　Ryvlin P, et al.: Incidence and mechanisms of cardiorespiratory arrests in epilepsy monitoring units（MORTEMUS）: a retrospective study. Lancet Neurol 2013;12:966-977.

10）　Sveinsson O, et al.: Clinical risk factors in SUDEP: A nationwide population-based case-control study. Neurology 2020;94:e419-e429.

11）　Hamed SA: Risks of suicidality in adult patients with epilepsy. World J Psychiatry 2012;2:33-42.

12）　Patorno E, et al.: Anticonvulsant medications and the risk of suicide, attempted suicide, or violent death. JAMA 2010;303:1401-1409.

13）　Faiman I, et al.: Increased suicide attempt risk in people with epilepsy in the presence of concurrent psychogenic nonepileptic seizures. J Neurol Neurosurg Psychiatry 2022;93:895-901.

14）　池田昭夫：てんかん発作とてんかん・てんかん症候群—その診断と分類．日医師会誌 2007;136:1078-1084.

Chapter 1 てんかん or Not ―Neurologyの選球眼―

Case 2 「過呼吸」に30年苦しんだ中年女性

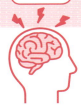

高校生の時から繰り返す「過呼吸を伴った右手の振るえ」で紹介となった中年女性です．過呼吸というキーワードのため，前医ではてんかんと心因性の鑑別で苦慮されていました．発作の3原則をあてはめる練習をしていきましょう．

紹 介 状

症　　例　40代後半の女性

紹介目的　てんかん vs. 心因性の鑑別依頼

紹介内容　右上肢のふるえるような発作が，高校生の頃から現在までほぼ毎日ありました．発作は20秒ほど持続する右上肢のガクガクと振るえる症状です．緊張・動悸・不安・痛みなどを伴い，またときに過呼吸も認めるようです．人前で挨拶をする時などにもしばしば出現するようで，抗うつ薬や抗不安薬など心療内科で治療を受けたこともありますが改善しませんでした．また，脳神経内科でこれまで2剤の抗発作薬［カルバマゼピン（CBZ）とレベチラセタム（LEV）］で治療を受けていましたが，全く効果はありませんでした．てんかんの治療を強化すべきか，あるいはメンタルクリニックでの治療を強化すべきか，治療方針を相談させてください．

前医の検査　脳波と脳MRIはこれまでに複数回実施され，異常なし．

Chapter 1　てんかん or Not　―Neurology の選球眼―

 ## 診察前に整理しておきたいこと

　てんかん疑いで紹介となるケースでは，本人の受診理由を最初に把握するようにしています．診療のベクトルやゴールを「共有」することが目的です．診断をはっきりさせたいという患者さんもいるでしょうし，脳波や画像検査などの精査も希望しているケースもあります．あるいは前医の治療に不満があるケースもあるでしょうから，本人の求めているものとこれからの診療にアンマッチが生じないようにします．

　特に，心因性も鑑別に入れなければいけないケースでは以下のポイントを確認しています．

- 本人が症状（発作）についてどのように思っているのか？
- 本人が当院での診療に何を求めているのか（治療や検査，説明）？
- 紹介医ではどのような説明を受けたか（齟齬の回避や，理解度の確認）？

 ## 実際の診察室の様子

これまでいろいろ検査や治療を受けたようですが，発作の原因がなかなかはっきりしなかったのですね…

そうです．いろいろ薬も飲んでみたのですが…

ちなみに，向こうの先生からはどのように聞いていますか？

てんかんかもしれないし，心の問題かもしれないと．どっちの可能性もあるけど，まずはてんかんかどうかをはっきりさせましょう，と

Case 2 「過呼吸」に30年苦しんだ中年女性

こちらへの紹介は向こうの先生が提案を？

そうですね．専門のところで精査してもらうこともできるよ，と

なるほど．まずはてんかんかどうかをはっきりさせたいですね

はい，長年，原因不明といわれてきたので

そうですね．しっかり調べていきましょう．ちなみに，仮にですけど，もしストレスからきている症状だよと診断されたら自分ではどう思いますか？

そうですね，夫にも気の持ちようだといわれて，そういわれると自分でも反論できないですが…

解説

　当院になぜ来ましたか？　ということを冒頭から直接聞くのはハードルが高いと思います．そこで，まずは前医でどのような説明を受けたかなど，これまでの経緯を患者自身に説明してもらいます．これにより患者さんの理解度や希望も推定できますし，前医での関係性もある程度把握できるでしょう．

　今回の症例では少なくとも前医でのトラブルはなかったようでした．また「ストレス」という単語に対しても過敏な反応もみられませんでした．というのも心因性と思われる患者さんの一部では，自分の症状の原因を「ストレス」のせいにされると過剰に反応するケースがあります．そのため，初診時の段階で心因の可能性にどこまで触れてよいかはまさに手探りです．だからこそ，前医でどう説明されたか，そしてそれを自分でどう考えているかを確認しておく必要があります．

Chapter 1 てんかん or Not ―Neurology の選球眼―

病歴の補足

　少し患者背景を補足します．本人の職業は美術講師ですが，現在は管理職なため生徒への指導ではなく講師への指導を行うような立場です．そのためセミナーでの技術指導をすることがあるようですが，その指導中に「発作」がしばしば出現したようです．そのため，夫には「気をしっかり持たないからだ」や「しっかりしろ」といわれ続け，自分でもだんだんとそう思うようになったそうです．加えて職場では「わざとやっているのではないか」といわれることもあったようでした．

高校生の頃から認める症状で，診断がつかないまま30年以上経過していました．夫も含め，周囲から「気の持ちようだ」と心因性と指摘されると，自分でもそうなのかなと考えてしまうようになっていたようです．てんかん発作らしさがあるかチェックしていきましょう．

（1）発作の性状を聴取
　発作の3原則のチェックのため，まずは発作がはじまった瞬間からどのように感じて，どう変化していくのかを本人に確認しました．

（2）発作の性状（時系列）

- まず右手が痺れてくる（痛い感覚）：10〜20秒
- 次第に右腕全体がガクガクと振るえ出す
- 振るえとほぼ同時に，息苦しい感じになって，動悸や不安感も伴う
- 1〜2分程度で治まり，倒れることはない
- 毎回，はじまりは似ているけど，途中で終息することはある
- リラックスしている時でも，緊張している時でも発作が出たことがある

では，これらを発作の3原則にあてはめてみるとどうでしょうか？

- 発作型は毎回同じ→あり（再現性が極めて高い）
- 持続は短い→1〜2分と短い
- 突然はじまって突然終わる→その通り

Case 2 「過呼吸」に 30 年苦しんだ中年女性

　上記のように，3項目の全てをクリアしており，てんかん発作らしさが十分あります．なお，ストレス性なのであれば不安感は症状に先行して出現しそうですが，そうではない点も病歴上のポイントです．診断確定のため，入院にてビデオ脳波モニタリングを実施することにしました．すると，モニタリング開始当日の夜に発作を記録することができました．

発作時脳波と脳MRI

─⋀⋀⋀─ 脳波

　発作が出現した際の脳波を提示しています（図1）．左前頭部（F3）から出現する律動波を認めます（図1：黒波線）．この律動波の出現に続いて右上肢のイレギュラーな振るえ（けいれん）が出現し，さらに患者さんの呼吸が荒くなっていきました．問診で確認していた症状と一致して脳波変化がみられ，またその後に再現性も確認できたため，左前頭部から出現する焦点発作と診断しました．

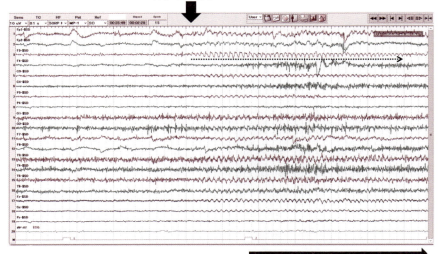

図1　発作時（右手の振るえ）の脳波変化

33

脳MRI

左前頭部を含めて異常所見はありませんでしたので（図2），MRI陰性の焦点てんかんと診断しました（頭皮上脳波では，発作時脳波活動が前頭部より認めましたが，臨床的には感覚性の発作症状ではじまっているので，発作の起始は左頭頂部あるいは島回や弁蓋部などが想定されます[1,2]）．30年間も診断がつかなかった症状がわずか半日の検査で診断がついたことになります．本例のように，発作の3原則を満たすもののてんかんの診断に踏み切れないときはビデオ脳波モニタリングを積極的に活用しましょう．

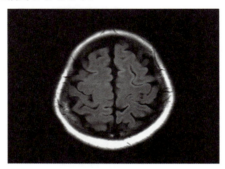

図2　脳MRI（FLAIR画像）

その後の経過

焦点てんかんとしてペランパネル（PER）を開始しました．めまいなどの副作用を回避するため1 mg/dayの少量から開始し，4 mg/dayまでの漸増過程で発作はほぼ消失しました．まさかこんなにも短期間で診断し，かつ発作まで消失するとは本人も思ってもいなかったようで，治療効果にとても驚いていました．

今回の症例のように，発作のない時間帯での脳波（発作間欠期脳波）では，異常所見を捉えることができないことはしばしばあります．てんかん患者での初回の脳波で発作間欠期のてんかん性放電を認めるのは6割に満たないとされています[3]．つまり，検出感度が低いため，てんかん性放電がないことでてんかんを除外することはできないのです．なお，今回の症例で過去に服用したCBZとLEVの効果が乏しかった点は，用量が足りなかったか，服薬アドヒアランスが十分でなかった可能性はありました．

ところで発作に伴って自覚した「緊張・動悸・不安，あるいは過呼吸」などの症候は「てんかん発作」の一部なのでしょうか？

Note. てんかん診療に強くなる

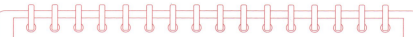

1. 緊張，動悸，不安，激痛，過呼吸はてんかん発作なのか？

今回の症例では「過呼吸」というキーワードの影響もあり診断をむずかしくさせていましたし，発作間欠期の脳波異常がないことも心因性という可能性を支持したと思います．では，過呼吸を呈するてんかん発作というのはあるのでしょうか？

結論からいうと，緊張や動悸，不安，痛み，過呼吸はいずれもてんかん発作として起こりえます．たとえば「動悸」は自律神経系の発作として認めることがあります．自律神経の中枢は大脳辺縁系や島回，前部帯状回などに含まれます．そのため，てんかんの発作活動がこれらの領域を巻き込めば，自律神経系が刺激され，脈拍や血圧などの変化が起こりえます（表1）[4]．代表的なものでは，側頭葉てんかんの焦点意識減損発作（focal impaired awareness seizure：FIAS）ですが，発作活動が大脳辺縁系を巻き込むことで**発作時頻脈（ictal tachycardia）**を呈します[5]．

表1 自律神経発作の種類

心血管系	血圧上昇，脈拍上昇
	不整脈
	動悸や胸痛
消化器系	悪心・嘔吐，腹痛，腹鳴，下痢
	上腹部不快感（epigastric rising sensation）
分泌系	流涎（唾液分泌過多），発汗過多，毛孔性発汗，流涙
泌尿器系	尿失禁，膀胱内圧の上昇
体温調整	発熱
その他	欠伸，顔面紅潮，顔面蒼白・チアノーゼ

（文献4を参考に作成）

2. けいれん時の口腔内泡沫も自律神経系

　自律神経系が刺激されれば，分泌亢進として口腔内泡沫の増加や発汗が発作時にみられます．けいれん発作の時に汗をかいていたり，「口から泡をふく」のはこのためです．

　自律神経系には呼吸を調整する機構もあります．そのため，てんかん発作により呼吸のリズム障害として「過呼吸」を呈することがあり，また意識が保たれた発作ならば呼吸困難感として訴える場合もあります．なお大脳辺縁系や側頭葉の内側部が呼吸中枢の一部ですが，これらの領域が発作により抑制がかかると「発作時無呼吸（ictal apnea）」を呈することがあります[6]．つまり，側頭葉てんかんによる焦点発作として無呼吸が起こりえるのです．唯一の発作型が発作時無呼吸という側頭葉てんかんのケースもあるので要注意です[7]．

3. 脳の機能の数だけてんかん発作の種類がある

　脳には様々な中枢があり，その脳機能の数だけ発作の種類があるといえます．たとえば前頭葉てんかんでは発作によって運動野が活性化されるので，前頭葉てんかんではけいれん発作を呈します．また，感覚野が発作に巻き込まれれば，痺れ感などの感覚性の発作症状を自覚します．脳には他にも感情の中枢があり，その局在は前頭葉底面や側頭葉内側（扁桃体）などです．そのため，これらの領域が発作に脅かされると「感情発作（emotional seizure）」が発現されます．たとえば「泣きたくないのに泣いてしまう発作（泣き発作：dacrystic seizure）」や「面白くないのに勝手に笑ってしまう発作（笑い発作：gelastic seizure）」，「なんともなかったはずなのに急に怖くなる（発作性恐怖：ictal fear）」などです．今回の症例では，右手のけいれんに伴い，痛みや過呼吸，そして不安感も伴いましたので，運動野（けいれん），感覚野や島回（上肢の痛み），自律神経中枢（動悸や過呼吸），感情中枢（不安感）が発作にかかわったと考えられます．

4. なぜ発作間欠期の脳波で異常がないのか

　一部の焦点てんかんでは発作間欠期の脳波異常を認めにくいタ

イプがあります．なぜならたとえば図3に示すように，後頭葉や前頭葉においては，その内側面や底面にてんかん焦点があった場合，頭皮上にある脳波電極まで物理的に遠いので検査を繰り返しても頭皮上脳波としての異常所見を検出することができないことがあります．島回なども深部構造なので同様です．一方で発作時になると脳波活動も振幅が高くなったり分布が拡大するなど派手になるので，発作時脳波であれば頭皮上で検出される可能性が高まるのです．

　では今回の症例の発作焦点はどこだったのか？　それは発作のはじまり段階の症状から類推します．今回の症例では「痛み」で発作がはじまっていましたので，発作焦点は感覚系にかかわる領域が候補になります．つまり頭頂葉か島回，弁蓋部です．前医で何度も脳波を検査しても異常は見つからなかったということを考えると，深部構造である島回や弁蓋部が焦点の有力候補です．よって島回などから発生した発作活動が前頭葉などに広がった段階の発作時脳波変化を図1の脳波では示していたのでしょう．

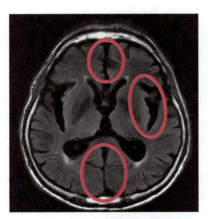

図3　てんかん焦点があっても頭皮上脳波で異常所見が検出しにくい領域

ショート
Case
レポート

重積は止めたけど徐脈が続いています

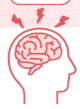

けいれん発作でICUに入室した高齢男性のケースです．初期対応したレジデントから上級医への質問を紹介します．

紹　介　状

症　例　脳梗塞の既往のある高齢男性

病　歴　自宅でけいれん発作を認めため救急搬送された症例．意識消失を伴う全身けいれんが10分以上持続した状態で搬送されてきたため，初期対応したレジデントは，てんかん重積状態と判断してジアゼパム（DZP）（10 mg）に続けてホスフェニトイン（22.5 mg/kg）を投与しました．けいれん発作は頓挫しましたが，発作後の朦朧状態が続いていたためICUへ入室しました．ところがICU入室後しばらくするとHR 30〜40/minの徐脈となり，完全房室ブロックを認めました．循環はかろうじて保たれていましたが，緊急での一時ペーシングを要しました（図4）．その後ひと段落ついて，初期対応したレジデントから質問がありました．

レジデント

最初は，てんかん重積だと思っていつもどおり，対応したのですが

DZPとホスフェニトインですぐに治ったようだね

Case 2 「過呼吸」に 30 年苦しんだ中年女性

レジデント
はい，ファーストタッチでバイタルサインも確認しました．その時に頻脈はあったものの，脈はしっかり触れましたし，バイタルサインへの介入は不要と考えて，発作を止めにいきました

そうだね

レジデント
鎮痙後すぐに覚醒しなかったので頭部 CT だけ確認してそのまま ICU に入室しました．ひと段落ついたなと思って，入院指示などを整理しているとモニターのアラームが鳴るようになって，気がついたら HR 30/分台に．循環器の先生に対応してもらってなんとかなりましたが，結局なぜブロックになったのかよくわからなくて．発作の影響でしょうか？

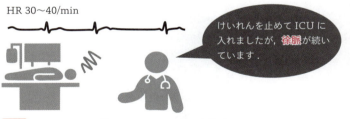

図4 発作を止めた後のバイタルサインにも注意

発作のエマージェンシー

　症例の解説の前にここでは，少しエマージェンシーな発作症候について紹介します．発作活動により自律神経系が巻き込まれれば様々な症候を呈することは Case2 のところでも触れた通りで，実際に，けいれん発作で搬送された症例のモニターで頻脈アラームが鳴っていても違和感はないでしょう．一方で，頻脈だけでなく，発作時には不整脈が誘発されることもあり，たとえば発作時心静止（ictal asystole）とよばれる病態もあり要注意です[8]．てんかん発作と不整脈について調査したシステマティックレビューでは，162症例の発作時または発作後の不整脈イベントを検証しています（表2）[9]．

表2　発作時または発作後の不整脈の種類と特徴

発作時心静止	・vEEGを受けた症例の約0.2%　（難治てんかんに限れば約0.3%） ・心静止はほぼ一過性（self limitting） ・側頭葉てんかんと関連
発作後心静止	・大半が二次性全般化した発作に続いて出現 ・13例中の7例でSUDEP
発作時徐脈	・側頭葉てんかんと関連
発作時房室ブロック	・すべて焦点てんかん ・すべてNCSEとして出現
発作時（または発作後）心房細動/粗動	・死亡例あり（SUDEP）
発作後心室細動	・3例の報告あり ・全例でけいれん発作後に出現し ・全例でCPR実施するも2例がSUDEP

（文献9を参考に作成）

（1）発作後不整脈

　「発作後」に出現する不整脈，特に発作の直後に出現するものはエマージェンシーと考えましょう．具体的には，激しいけいれん発作が頓挫した後に，心静止や心房細動/粗動，心室細動などが続発するケースで，時に突然死（sudden unexpected death in epilepsy：SUDEP）に至るリスクがあるため要注意です．前述のシステマティックレビューでも，ほとんどの症例で不整脈は全身けいれん発作に引き続いて不整脈が出現しています．よって「激しい全身けいれん＋発作直後の不整脈」は突然死のリスクがあると考え，確実な発作の予防が求められます．

（2）発作時心静止

　一方で「発作の最中」に不整脈が出現するパターンもあります．発作活動が中枢の自律神経系に作用して引き起こされ，その中でも心静止に至るものを発作時心静止（ictal asystole）とよびます．その発生頻度は，脳波モニタリングの精査を受けるようなコホートの中での約0.3%とされます．発作時心静止は，おもに側頭葉てんかんの発作型でみられ，基本的には一過性（self-limiting）な現象ですので突然死につながるリスクが高いわけではありません（前述のように，SUDEPのリスクはあくまでも激しいけいれんに引き続いて出現する「発作後不整脈」です）．もちろん発作そのものをしっかり予防することが大事であることは共通です．

　なお，発作時心静止では心静止により失神を呈することはあるでしょう．そのため，失神のプレゼンテーションだからといって，てんかんが除外できるとはなりません．失神の原因として側頭葉てんかんの発作型があるということも覚えておいてください．

解説

　では今回の症例を解説します．まず，けいれん発作で搬送されてきた際に介入すべきバイタルサインの異常はなかったこと，さらに発作が止まった直後もバイタルサインがしばらく安定していたことがポイントです．つまり，発作時/発作後不整脈としてタイミングが合いませんので，発作が直接あるいは間接的にかかわった不整脈イベントは否定的だ

と考えていいでしょう．では，なぜ発作が止まった後しばらくしてからバイタルサインが不安定となったのか？

　本例のように，けいれんが止まった後にしばらく経過してから不安定な徐脈が遷延する場合は，投与したNaチャネル阻害剤（ホスフェニトインなど）により誘発された不整脈の可能性を考えます[10]．大事なことは，抗発作薬の投与後のバイタルサインのフォローであり，特に心疾患の既往のあるような高齢者で重要です．鎮痙してしばらく経過した，まさに気の緩んだ頃合いに出現してくるので，モニターを気にするようにしましょう．

　発作に関連したバイタルサインの異常について，その発生タイミングで整理してみました（図5）．つまりバイタル変化が①発作に先行，②発作と同時，③発作後に出現，で病態の大枠を捉えるとよいと思います．今回のケースのように抗発作薬の副作用としての不整脈も忘れてはいけませんが，むしろ①のバイタルサインが発作の出現前から不安定だったときには急性症候性発作の可能性がありますので，バイタルサインを安定化させつつ，発作を引き起こしている急性の心血管イベントがないかを検索していくことになります．

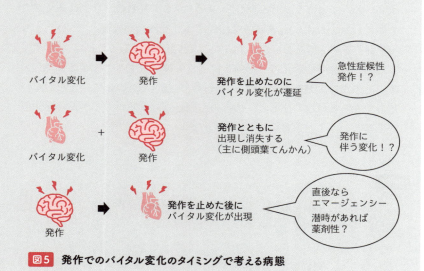

図5　発作でのバイタル変化のタイミングで考える病態

Note. てんかん診療に強くなる

発作の急性期対応

けいれん発作に遭遇した際は，バイタルサインの安定化が最優先で，それに加えて鎮痙を試みます．初期対応は次の3つのSTEPです．
1. 患者の安全確認とバイタルの安定化
2. 止めるべき発作かの判断
3. 発作の原因の検索

1．バイタルサインの安定化
まず発作が発生しているその場所が安全なのかを迅速に判断しましょう．そして同時にABCの評価を行うことは発作以外の救急対応と同じです．危険なバイタルサインがあれば安定化をはかりましょう．バイタルサインが不安定でなければ，患者さんの安全を確保しつつ発作を観察しします．

2．治療介入の判断
全ての発作を一律に止める必要はありません．なぜなら多くのてんかん発作の持続は分単位で止まるからです．そのため，発作をしっかり観察しながら1～2分で発作が自然に止まりそうかを判断します．一方で，止めるべき発作の基準があります．**①初回発作，②普段と違う発作，③バイタルサインが不安定，④5分以上持続する発作**，などに該当すれば治療介入を考慮します[11]．救急搬送されERに到着してもなお発作が続いていれば，数分以上は少なくとも持続していることになります．5分以上持続した発作を「早期てんかん重積状態（early status epilepticus）」とよび，治療適応です．第一選択としてベンゾジアゼピン系［DZP 5～10 mg，ミダゾラム（MDL）5～10 mgやロラゼパム 2～4 mgなど］を静脈投与します．なお，初期治療でも止まらず30分以上

持続した場合は「確定したてんかん重積状態（established status epilepticus）」とよび，後遺障害や死亡のリスクが上昇するフェーズに移行しています．そのため，30分以内（遅くとも60分以内）を目指して発作が終息するよう 2nd line の薬剤を使用します．具体的には，ホスフェニトイン 22.5 mg/kg，フェノバルビタール（PB）20 mg/kg，レベチラセタム（LEV）20〜60 mg/kg などです．それでも止まらない場合には 3rd line として MDL，プロポフォール，チオペンタールなどの鎮静薬を選択します．

鎮痙直後のベッドサイドでの対応（図6）

鎮痙直後には注意点があります．それは最後まで気道確保を怠らないことです．DZP 投与で速やかに鎮痙したとしても決して安心しないでください．薬剤により鎮静や筋弛緩作用が生じるため，口腔内の流涎物で気道閉塞するリスクがあります．そのため**鎮痙後は速やかに側臥位にポジショニングし**，同時にバイタルサインのチェックと吸引等の処置を行います．鎮痙後の適切な介入で誤嚥性肺炎の予防にもつながるでしょう．なお気道が確保されていても，発作後に嘔吐することがあるため注意しましょう．特に仰臥位のままで嘔吐すると危険です．なお初回発作のケースで鎮痙後に嘔吐がみられた場合は頭蓋内圧亢進による嘔吐の可能性があり，脳出血などを想定して対応しましょう．

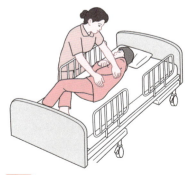

図6　発作時は側臥位で対応する

3. 発作停止後のマネジメント

発作は止まれば問題解決！とはなりません．CPA（心肺停止）は ROSC（心拍再開）すれば OK! ではないように，「火のないところに煙は立たない」ということを忘れないようにしましょう．あらゆる発作には必ず理由があります．初回の発作では特に，背景に急性病態が潜んでいないか検索します（表3）[12].

表3 急性症候性発作の原因病態

病態	出現時期	原因疾患・病態の例
脳血管障害	7日以内	脳出血，脳梗塞，脳動脈解離，脳静脈洞血栓症など
頭部外傷	7日以内	脳挫傷，外傷性くも膜下出血，硬膜下血腫，頭蓋内手術
中枢神経感染症	7日以内	あらゆる感染症
自己免疫性疾患	7日以内	自己免疫性脳炎
代謝性疾患	おもに24時間以内	低血糖，電解質異常（Na，Ca，Mg），甲状腺クリーゼ，副腎不全，腎不全，肝性脳症，アルコール中毒・離脱
低酸素血症	7日以内	蘇生後脳症
その他		子癇，薬剤性

（文献 12 より改変）

🖊 急性症候性発作としての鑑別

鑑別すべき急性症候性発作はたくさんありますが，問題は要因が複合的となっているケースもあるということです．そのため原因を一つ同定できたとしても思考を止めてはいけません．さらには，脳挫傷などは発作の原因なのか結果なのか，どちらもありえます．鑑別を考えるうえで病歴も重要です．どのようなシチュエーションで発作に至ったのかを必ず確認しましょう（表4）[13].

Chapter 1　てんかん or Not　―Neurologyの選球眼―

表4　急性症候性発作の red flag sign

red flag	考えられる病態
運動中の卒倒	心血管イベントの可能性
24時間以内に繰り返す発作	アクティブな病態（進行性の病態）が潜んでいる可能性
頭痛，悪心，嘔吐などの先行症状	髄膜刺激徴候を呈する病態（脳炎，髄膜炎など） 頭蓋内圧が亢進する病態（脳出血）
発作前に行動異常や精神症状が先行	脳炎・脳症の可能性
5分以上持続する発作	てんかん重積状態に進展させる病態

（文献13より改変）

文献

1) Siegel AM, et al.: Localized pain associated with seizures originating in the parietal lobe. Epilepsia 1999;40:845-855.
2) Montavont A, et al.: On the origin of painful somatosensory seizures. Neurology 2015;84:594-601.
3) Marsan CA, et al.: Factors related to the occurrence of typical paroxysmal abnormalities in the EEG records of epileptic patients. Epilepsia 1970;11:361-381.
4) Luders HO, et al.: Epileptic Seizures: Pathophysiology and Clinical Semiology. Churchill Livingstone, 2000.
5) Epstein MA, et al.: Cardiac rhythm during temporal lobe seizures. Neurology 1992; 42:50.
6) Tio E, et al.: Ictal central apneas in temporal lobe epilepsies. Epilepsy Behav 2020;112:107434.
7) Lacuey N, et al.: The incidence and significance of periictal apnea in epileptic seizures. Epilepsia 2018;59:573-582.
8) Giovannini G, et al.: Ictal asystole as the first presentation of epilepsy: A case report and systematic literature review. Epilepsy Behav Case Rep 2014;136-141.
9) van der Lende M, Cardiac arrhythmias during or after epileptic seizures. J Neurol Neurosurg Psychiatry 2016;87:69-74.
10) Adams BD, et al.: Fosphenytoin may cause hemodynamically unstable bradydysrhythmias. J Emerg Med 2006;30:75-79.
11) 日本神経学会（監），「てんかん診療ガイドライン」作成委員会（編）：てんかん診療ガイドライン2018. 医学書院, 2018.
12) Foster E, et al.: First seizure presentations in adults: beyond assessment and treatment. J Neurol Neurosurg Psychiatry 2019;90:1039-1045.
13) McCorry D, et al.: Collapse with loss of awareness. BMJ 2007;334:153.

Chapter 1 てんかん or Not ―Neurologyの選球眼―

Case 3 「静かに繰り返す意識消失」の大学生

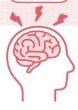

神経調節性失神で倒れた大学生．ただし，問診過程でその「失神」とは関係のない「意識障害」が普段からあるようでした．その意識障害は特定の誘因もなく，また前兆もなく出現し，ときに何時間も持続するということですが，てんかんなのでしょうか？

紹 介 状

症　　例　20代前半の男性（大学生）

紹介目的　てんかん疑いの精査

紹介内容　サークルでの飲み会の途中でトイレに行こうと立ち上がったところ，意識を失い倒れた大学生です．けいれんはなく，転倒後はすぐに覚醒したようです．翌日になり家族にすすめられ当院に受診に来ました．各種のスクリーニング検査では異常なく，神経調節性失神として経過観察としました．ただ，他にも普段から意識を失うことがないかと問うと「月に2回くらい自宅で意識を失うことがある」といいます．2〜3時間も意識障害が持続するようです．てんかん疑いにて精査お願いします．

Chapter 1 　てんかん or Not 　—Neurology の選球眼—

 ## 初診時の問診ポイント

　この症例では「飲み会中の意識消失」と「普段からある意識障害」は異なるイベントと思われました．そこでまずは飲酒中での意識消失について確認すると以下のような内容でした．

- 当日は19時から飲酒し，ビール3杯程度を飲んでいた
- 尿意を感じて立ち上がり，廊下を歩こうとしたところだった
- 血の気が引くような感じがして気がついたら床に倒れていた
- 倒れた瞬間や直後のことは覚えていて，意識障害が遷延していない
- けいれんはなかった
- 直後から立ち上がることはできた

　神経調節性失神としても矛盾のない経過です．なお，小学校の頃から立ちくらみが多く，神経調節性障害として投薬を受けていた時期もあったようです．心機能スクリーニングでも異常はなく経過観察としました．

(1) 繰り返す長時間の意識消失発作
　さて，ここからが本題です．紹介状には「2〜3時間も持続する意識障害」と記載があり，これまでに何度も繰り返しているようです．まずはオープンに聞いてみましょう．

 ## 実際の診察室の様子①

> 居酒屋での失神とは別に，普段から意識を失うことがあるようですが？

> あ，はい．そうですね

48

Case 3 「静かに繰り返す意識消失」の大学生

何時間も意識を失ったままになっている？

まあそうですね．意識を失うというか，いつの間にか

状況をまとめると以下のようなものでした．

- 症状：いつの間にか意識が飛んでいて3時間ほど経過している
- 頻度：月に数回
- 状況：自宅で一人のときが多い
- 時間帯：特にバイトから帰宅した夕方が多い
- 椅子に座っていると，気がついたらそのままの姿勢で何時間も経過していた
- 寝ている感覚とは違う，寝落ちとは思わない
- 意識を失いそうな前兆を感じたことはなく，誘因なく意識を失っている
- 一人の時に生じる（何も作業をしていないときに起きる）

どうでしょうか？　まずは発作の3原則で考えると「3時間」というのは長すぎます．下記のようにルーチンとして，てんかんの危険因子などもチェックしますが，該当はありませんでした．そこで，てんかん以外の，つまりこの場合は不随意運動，心因性，睡眠障害の可能性を探る問診に進みましょう．

- 熱性けいれんの既往：なし
- てんかんの家族歴：なし
- 頭部外傷歴：なし
- 周産期異常の既往：なし
- 中枢神経感染症の既往：なし
- 側頭葉てんかんを疑う発作症状：なし
- 特発性全般てんかんの特徴：なし

Chapter 1 てんかん or Not ―Neurology の選球眼―

実際の診察室の様子②

気がついたら何時間も時間が経っているというのは，寝落ちしているわけではないのですか？

寝ていたという感覚はないです．
気がついたらそのままの姿勢で何時間も…

そのままの姿勢でというと，そもそも意識が落ちる前は，何を？

別に何もしていなかったです．ただ座っていただけで

座って何かスマホでも触っていた感じでしょうか？

うーん，ただ疲れてぼーっとしていただけだと思います

意識を失う直前に何か感じるものはありましたか？
血の気が引く感じとか

特にないです．気がついたら，あ，2時間も経ってる，という感覚です

倒れるわけではない？

50

はい，そのままの姿勢で何時間もたっている感じです（注1）

注1：何時間も持続するのは発作の原則に反するので，非てんかんの鑑別に切りかえる

月に1〜2回っていうのはほぼ一定の周期で出現するのですか？

そうではなくて，ただその頻度で家でゆっくりできている，というだけなのだと思います．家に一人でいる時にしか起きないことなので

では外では基本的に意識を失うことはないし，動いて何かをしている時とかにも起きたことはない？（注2）

注2：非てんかんのうち，心因，睡眠異常，不随意運動のどれだろうと考えていく

ないです．家だけです．バイトとか学校のスケジュール的に家でゆっくりできるタイミングが月に1〜2回くらいあって，その時に意識がなくなっているんだと思います（注3）

注3：ここで睡眠異常症の可能性を考え，問診のベクトルを変えてみる

普段からよく寝る方ですか？

寝ます

眠くないのに？

Chapter 1　てんかん or Not　―Neurologyの選球眼―

寝ます

たとえば，タクシーとか電車に乗った時，乗車後すぐに目的地に到着することがあらかじめわかっている状況だったとしても，乗車して座ったらすぐ寝てしまうことがありますか？（注4）

注4：日中の過剰な眠気（excessive daytime sleepiness：EDS）の確認できたので，ここからはクローズドに

寝ますね．すぐ寝ちゃってます

じゃあ電車を寝過ごすことも？

ありますね

授業も開始早々に寝ちゃう？

まあ…寝ますね

友達と喋っていてテンションが上がると，力が抜けることは？ガクッと脱力する感じで（注5）

注5：情動脱力発作（カタプレキシー）の確認

え？　いや，それはないです

52

Case 3 「静かに繰り返す意識消失」の大学生

金縛りはありますか？ あるいは夢か現実かわからないような感じの変な夢とか（注6）

注6：睡眠麻痺や入眠時幻覚の確認

金縛りあります，週に1回はある．変な夢もありますね

> **解説**
>
> 問診の過程で持続時間的にてんかんは否定的となり，睡眠異常症が疑われました．そこで，日中の過剰な眠気（excessive daytime sleepiness：EDS）がないかを確認し，睡眠異常症で伴いやすい症状としての情動脱力発作（カタプレキシー）や入眠時幻覚なども聴取しました．鑑別の整理ができたところで，脳波検査に進みましょう．

 脳波

脳波検査では，てんかん性放電を認めませんでしたが（図1）．睡眠異常症の診

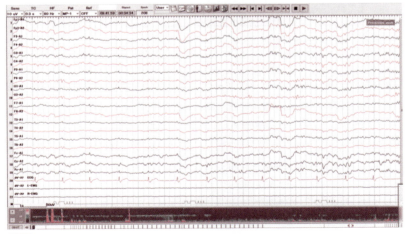

図1 脳波：sleep onset REM

Chapter 1　てんかん or Not　―Neurology の選球眼―

断につながる重要な所見を認めました．それは入眠時レム睡眠（sleep onset REM：SOREM）とよばれる所見です（図2）．「ソーレム」とよびます．

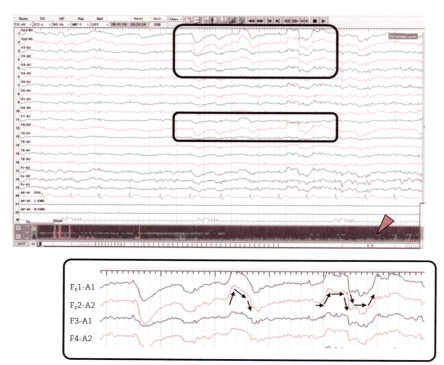

図2　脳波：sleep onset REM

　この脳波では眼球運動のアーチファクトを認めます（図2：黒枠）．台形のようにカクカクと変化する波形は「急峻に動く眼球運動のアーチファクト」です．ポイントは Fp1・Fp2（両側前頭極部）や F7・F8（両側の前頭-側頭部）で認めている点です．これらの電極は眼球の近くに配置されているので，眼球運動を捉えやすい電極です．SOREM は「入眠後まもなくのカクカクとした台形パターン」で覚えましょう．そもそも脳由来の生理的な波形がこのようにイレギュラーな変化を呈することはあまりありません．アーチファクトだからこそカクカクとした動きになるのです．覚醒時でこの所見があれば，ただの眼球運動のアーチファクトに過ぎませんが，睡眠段階でこの所見を認めれば，それは REM 睡眠での

REM（rapid eye movement）を反映した所見です．そして通常のルーチン脳波検査でこの REM 睡眠の所見を認めれば，ナルコレプシーを鑑別に入れます．

最終診断

[ナルコレプシーの疑い]

　ナルコレプシーは日中の過剰な眠気（excessive daytime sleepiness：EDS）を主症状とする中枢性の睡眠異常症です．ポイントは，十分に睡眠をとっていても日中に自分では制御できない「寝落ち」を繰り返す点です．典型的には「それまで眠くなかったのに授業の開始早々に寝てしまう」や「次の駅で降りることがわかっているにもかかわらず，座席に座ると寝過ごしてしまった」などです．突発的に出現するため，自分で抑制することはできません．だから，食事中であっても睡眠発作を呈することがあります．問診では夜間などに十分に寝ていたにもかかわらず，自分でも理由がわからないくらい不思議と寝落ちを繰り返してしまう状況，これを問診で確認するようにしましょう．今回の症例でもそうですが，病識が乏しいケースが多いです．なお夜間の睡眠については，分断化される傾向にあります．つまり中途覚醒が多いというのもナルコレプシーの特徴です．

ナルコレプシーの 4 徴

　ナルコレプシーの主症状は EDS です．そして EDS を含めた 4 徴がナルコレプシーにはあります．いずれの症候も覚醒時（睡眠への移行時を含めた覚醒時）にレム睡眠が現れることで生じるという共通基盤があります．

(1) EDS（excessive daytime sleepiness）

　EDS の本質は突発的で抑制しがたい睡眠発作です．ナルコレプシーは慢性疾患なので，少なくとも 3 か月以上の慢性経過である必要があります．一般に朝の睡眠慣性（いわゆる寝起き）は問題ないことが多いですが，眠気は日中（特に昼

Chapter 1　てんかん or Not　―Neurology の選球眼―

前から午睡ゾーンにかけて）に強くなります．そして居眠りは5〜15分程度と短いですが，断続的に複数回生じるのが特徴です．今回の症例がナルコレプシーなら，断続的な居眠りの結果で何時間も経過していた可能性があります．

　自覚的な眠気の評価方法として Epworth Sleepiness Scale がありますので活用しましょう（表1[1]）．一方で，本人の「眠気」の自覚が乏しい場合も多く，「だるさ」や「疲れやすさ」などとして訴えるケースもあります．普段の睡眠時間やイビキの有無もあわせて確認しましょう．

表1　**エプワース眠気尺度（Epworth Sleepiness Scale）**

以下の状況で眠気を感じることがどの程度あるか，0から3のスケールで評価してください．

評価する状況
1.　座って読書しているとき
2.　テレビを見ているとき
3.　公共の場（映画館，会議など）で座っているとき
4.　乗客として続けて1時間乗車している
5.　午後に横になって休息しているとき
6.　座って人と話をしているとき
7.　昼食後，静かに座っているとき（アルコール摂取なし）
8.　車の中で，数分間止まっているとき

スコア	
0	全く眠くならない
1	少し眠くなる
2	半々くらい眠くなる
3	非常に眠くなる

（文献1より改変）

（2）情動脱力発作（カタプレキシー）

　覚醒時に大笑いなど強い陽性情動で誘発される突発性の脱力です．体全体の脱力を呈することもあれば局所の場合もあります．典型的には『友人との立位での会話中に大笑いしたり驚いたりする陽性感情を契機に膝がカクンと抜ける感じ』になったり，呂律が回らなくなったりします．数秒から数分単位で，意識消失は伴いません．私は「立っていられなくなる発作」としててんかん疑いで紹介となった症例を経験したことがあります．

（3）睡眠麻痺

　覚醒と睡眠の移行期（つまり寝入りばな）に一過性に全身の脱力を呈する．いわゆる金縛りであり，数分単位で，自然に改善します．

（4）入眠時幻覚

　睡眠麻痺と同じように覚醒度の移行期に出現し，幻覚のような鮮明な夢体験をします．

 SOREMを確認して専門外来へ

　睡眠にはレムとノンレム睡眠のサイクルがあり，1サイクルは約60〜120分です．たとえば90分のサイクルの場合，最初の80分程度がノンレム睡眠で，その後に10分程度のレム睡眠を経て，またノンレム睡眠に戻ります．そのため入眠後最初の60分以上経過しなければ通常はレム睡眠には至りません．そうなると，ルーチンの脳波検査の記録時間は約30分なので，記録中にREM睡眠にまで移行することはまずありません．しかしながら，ナルコレプシーでは入眠後15分ほどでREMの脳波パターンを認め，これをsleep onset REM（SOREM）とよびます．よってルーチン脳波でREMの所見を認める時点で異常でありSOREMの可能性を考えます．ただし寝不足などによる睡眠相後退症候群の状態でも脳波ではSOREMを認めることがあり問診での鑑別が必要です．いずれにしても，ナルコレプシーを疑うときは睡眠専門外来へ紹介しましょう．診断には脳脊髄液でのオレキシンが低値であることを確認したり[2]，睡眠潜時反復試験（multiple sleep latency test：MLST）での精査も要します[3]．なお，ナルコレプシーは慢性の経過であることが前提です．逆に急性の経過で日中の仮眠を呈する場合は，脳炎などの器質的疾患の除外が優先されます．

ポイント
- 発作の原則に反すれば非てんかんから考える
- 非てんかん性の意識障害の鑑別に睡眠異常症がある
- 脳波ではspikeがないことと，SOREMがないかをチェックする

Chapter 1　てんかん or Not　—Neurology の選球眼—

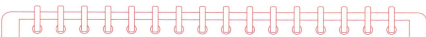

Note.　てんかん診療に強くなる

てんかんの危険因子

　てんかん疑いの初診時にはルーチンとして「てんかんの危険因子」を確認します．具体的には，てんかんの家族歴，熱性けいれんの既往，中枢神経系の感染症や頭部外傷歴，周産期異常などです．ただし，てんかん発症のリスクに関するエビデンスのレベルが一貫しているわけではありません[4]．あくまでも参考情報として確認しましょう．

　てんかん発症リスクとして，**先行誘発損傷（initial precipitating injury：IPI）**という概念があります．脳の発達がまだ未熟な幼少期（4歳以前）において，脳の損傷を受けることで後にてんかん原性を獲得してしまうことがあり，そのような先行イベントを IPI とよびます．IPI としては熱性けいれんが最多で，他には頭部外傷，脳炎などがあります．

1. 熱性けいれん

　熱性けいれんには単純型と複雑型があります．単純型では将来てんかんを発症させる可能性は低いですが（2％），複雑型だと1割前後でリスクがあるとされます．複雑型は①けいれんが全身性ではなく焦点性，②一度の発熱イベントで複数回のけいれんがある，③重積に至ったもののいずれかで，単純型はこれらに該当しないものです[5]．

　従来より，側頭葉てんかん（temporal lobe epilepsy：TLE）の患者さんの多くは4歳以前に熱性けいれんを経験していることが指摘されてきました[6]．つまり4歳以前で IPI としての熱性けいれんを経験し，その後10代になると TLE としての焦点発作を呈するようになり，しばしば薬剤抵抗性となる，という臨床経過が典型的な TLE の臨床経過と考えられてきました．しかし，熱性け

いれんと TLE の発症についての因果関係は確立されていません．前述のように大半の熱性けいれんはてんかんに進展しませんので，熱性けいれんが必ずしも海馬硬化症にはつながらず，そこには遺伝学的な基盤がかかわっていると考えられています．

2. 頭部外傷

頭蓋骨骨折や意識消失（脳震盪）を伴うような頭部外傷の既往はリスクとなります．脳出血や脳挫傷などの器質的な障害を伴うような外傷でもリスクが高まります．一方で「幼少期にベッドから落ちて頭をぶつけた」など誰しも経験するような頭部打撲のみで骨折や意識朦朧など伴わなかったものはリスクの範疇外です．

3. てんかんの家族歴

三親等以内の家族歴はリスクとなる可能性があります．約600名のてんかん患者のすべての一等親を調査した観察研究では，40歳までのてんかんの累積発生率は4.7％で，そのリスクは一般集団と比較して約3.3倍上昇していると報告されました[7]．

4. 周産期異常，発達発育異常

周産期異常としてのリスクにアプガースコアの低値，新生児ICU入室，新生児期での発作，分娩時の合併症などがあります．発達発育の異常としては出生児低出生体重児，脳性麻痺，知的障害や発達障害をチェックします．

5. 中枢神経感染症

髄液検査にて確認された感染性の髄膜炎や脳炎はリスクとされます．コモンなものでは乳幼児期のウイルス性髄膜炎があげられます．ただし小児の髄膜炎は under-diagnosis となっていることも多いので注意が必要です．たとえば小児期に「40度の高熱が出て数日間ぐったりとうなされていた，嘔吐も経過中にみられたため，入院して点滴での対症療法を受け，徐々に回復した」という経過であれば，ウイルス感染症として軽度の髄膜炎に進展してい

Chapter 1　てんかん or Not　―Neurology の選球眼―

> た可能性もあるものの，髄膜炎と診断されていない（診断されずに
> 自然経過で回復した）場合もあるでしょう．

文献

1) Johns MW: A new method for measuring daytime sleepiness: the Epworth sleepiness scale. Sleep 1991;14:540-545.
2) Nishino S, et al.: Hypocretin (orexin) deficiency in human narcolepsy. Lancet 2000;355:39-40.
3) Littner MR, et al.: Standards of Practice Committee of the American Academy of Sleep Medicine. Practice parameters for clinical use of the multiple sleep latency test and the maintenance of wakefulness test. Sleep 2005;28:113-121.
4) Walsh S, et al.: A systematic review of the risks factors associated with the onset and natural progression of epilepsy. Neurotoxicology 2017;61:64-77.
5) Berg AT, et al.: Complex febrile seizures. Epilepsia 1996;37:126-133.
6) Mathern GW, et al.: Influence of the type of initial precipitating injury and at what age it occurs on course and outcome in patients with temporal lobe seizures. J Neurosurg 1995;82:220-227.
7) Peljto AL, et al.: Familial risk of epilepsy: a population-based study. Brain 2014;137:795-805.

Chapter 1　てんかん or Not　―Neurology の選球眼―

Case 4　「動きが止まる発作」の青年

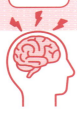

動きが止まる発作を小学校の頃から繰り返し認めた大学生．いくつかの医療機関で原因不明とされてきましたが，知っていれば問診のみで発作性運動誘発性ジスキネジア（paroxysmal kinesigenic dyskinesia：PKD）と診断できる症例です．では PKD を知らなければどう対処できるのかも考えてみましょう．

紹　介　状

症　　例　20歳の大学生（男性）

紹介目的　てんかんでしょうか？

紹介内容　小学校の高学年の頃から，動作が停止する発作があるようです．発作中の意識は保たれているとのことです．特に精査や治療歴はありません．脳波検査では右前頭部に sharp wave を疑う所見がありました．てんかんの可能性はいかがでしょうか？

　知っていれば一発診断 OK？ 問診ポイント

発作性運動誘発性ジスキネジア

「動作が停止する」という発作性の症状の相談でした．症状を自覚するように

Chapter 1 てんかん or Not —Neurologyの選球眼—

なって10年以上経過しており，過去に病院を受診するも原因不明とされ，患者さんは自分の特異体質なのだろうと思っていたようでした．今回は，所属大学の検診で相談したところ脳神経内科への紹介となりました．てんかんの可能性も含めての紹介でしたが，キーワードは発症年齢が「10代前半」であることと，「動作が停止する発作症状」です．動作停止の鑑別として「急な運動開始や驚愕で誘発される不随意運動を慢性に繰り返す遺伝性疾患」である発作性運動誘発性ジスキネジア（paroxysmal kinesigenic dyskinesia：PKD）を知っていればすぐに診断にたどりつけるパターンなので，まずはPKDの特徴（表1）を整理しておきましょう．

表1　PKDの特徴

発症	小児期～青年期
症状の誘因	急な運動開始や驚愕
誘発される不随意運動	ジストニア，舞踏病アテトーシス，バリスムなど（組み合わせもあり），発作で意識を失うことはない
頻度	発作はイレギュラーに出現し，多ければ1日に何回も
発作の持続時間	数秒程度と短く，徐々に解除される
その他	家族性であれば男性に多い

PKDを疑うときの問診ポイント

(1)「よーいドン！」は苦手でしたか？

　PKDかなと思ったら，小学校の頃から徒競走が苦手だったかを確認しましょう．PKDでは，急に動き出すことにより症状が誘発されます．そのため徒競走での「よーい，ドン！」が苦手だったはずです．スタート直後に不随意運動が誘発されてしまい，最初の駆け出しが特にできない，というのが特徴です．一方でPKDの持続時間は数秒です．そのため，スタートから数秒以内に徐々に症状は消失します．50メートル走であれば中盤からは順調に走れるようになるというのも特徴です．他の典型的な病歴としては「学校で突然誰かによばれたときにパッと立ち上がろうと思ってもうまく立ち上がれない」です．

　なおPKDの主体症状は発作性に出現する不随意運動（ジスキネジア）ですので，動作が止まるというような漠然とした主訴は，もう少し解像度を高めた表現に変換してみましょう．たとえば「止まるときというのは，手足が捻れるような

Case 4 「動きが止まる発作」の青年

感覚がありますか？」や「捻れるような感覚があって，うまく動かせない感じですか？」などと問えばよいでしょう．それでは実際の問診を紹介します．

 実際の診察室の様子

 動作が止まるというのは？

 体が止まる，という感じです

 動かしたいけど動かせないという感じですか？

 そうですね

 動かしにくさはどのくらい持続しますか？　わりと短いですか？

 短いです，数秒くらい，数秒もないかも

 動かしにくさのときは，体が捻じれている感じがしませんか？

 確かに，捻れて動かせない感じなのかも

 また小さい頃からヨーイドンのかけっこが苦手だったのでは？

Chapter 1　てんかん or Not　―Neurologyの選球眼―

ヨーイドンはめちゃくちゃ苦手でしたね，サッカーとかスポーツはそれなりにできますが

なるほど，走り続けているようなサッカーでは困ったことがないのですね．ちなみにサッカーだとPKを蹴る時は困りませんでしたか？

PKは蹴らせてもらったことがないので（笑）

解説

PKDを知らなければ？

基本通りに，てんかんらしさがあるかを発作の3原則で判定します．

- 発作型はいつも同じ→これは該当
- 発作は短い（分単位）→この症例は短すぎる
- 突然はじまり，突然終わる→運動に誘発されているので突然（非誘発性）ではない

このように，てんかん発作の3つの特徴をすべて満たしているとはいい難いので，少しでも矛盾があれば非てんかんの鑑別にシフトしましょう．つまり，失神，不随意運動，睡眠異常症，心因性の4つです．なお，動きが止まるという点で欠神発作は鑑別にあがりますが，この症例ではイベント中の意識は保たれているという点で除外できます．

Note. てんかん診療に強くなる

自信を持ってんかんを除外するために

　PKDを知らなくても「発作の3原則」に忠実に従えばてんかんのオーバートリアージにはつながらないということは説明しましたが，とはいえ自信を持って「てんかんではない」と否定するのはハードルが高いかもしれません．てんかんを除外するための情報・根拠がもう少し欲しいところです．そこで発作の3原則以外で，てんかんを否定していく問診も常に取り入れるようにしましょう．ポイントは「年齢」と「発作型」です．

1. 年代別のコモンなてんかんにあてはめてみる

　今回の症例は「10代発症」です．そこで10歳前後で発症するような小児てんかんを俯瞰してみましょう．各年代で発症するてんかんについて，代表的なものだけピックアップしています（図1[1]）．まず乳幼児期については，年齢依存性でかつ知的障害を伴うものが多く，薬剤抵抗性の経過を示しますが，これらの疾患を診断することは成人診療科ではあまりないでしょう．ただしトランジットすることはありえますので，知識としては整理してください．次に<u>学童期で発症するてんかんとしてはSeLECTS（中心・側頭部棘波を示す自然終息性てんかん）と特発性全般てんかん（IGE）を押さえておきましょう</u>．SeLECTSは以前は良性ローランドてんかんとよばれていた旧分類の「特発性焦点てんかん」のカテゴリーに入るものです．ただしSeLECTSは年齢依存性の経過として思春期までに自然に終息しますので，成人期で診療することは基本的にありません．一方のIGEは欠神発作やミオクロニー発作，強直間代発作などを呈する一群です．

　では，今回の症例ですが，まず10代前半での発症です．そして知能は正常範囲内で，「成人になっても発作が続いている」という

点で SeLECTS などの自然終息するタイプも除外でき IGE の可能性が残ります．ですが IGE の発作型として該当するものがあるかというと（表2），欠神発作やミオクロニー発作，強直間代発作を本例では認めません（欠神発作は数十秒の動作停止を呈する発作ですが，意識減損を伴いますので，本例の主訴とは異なります）．結果的に小児期に発症するコモンなてんかんのタイプの該当がない，ということになります．

全般てんかん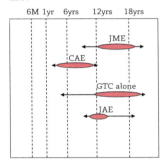

焦点てんかん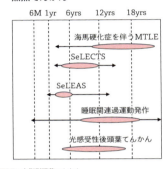

JME：若年ミオクロニーてんかん
CAE：小児欠神てんかん
GTCA：全般強直間代発作 のみを示すてんかん
JAE：若年欠神てんかん

MTLE：内側側頭葉てんかん
　（mesial temporal lobe epilepsy）
SeLECTS：中心側頭部棘波を示す自然終息性てんかん
　（self-limited epilepsy with centrotemporal spikes）
SeLEAS：自律神経発作を伴う自然終息性てんかん
　（self-limited epilepsy with autonomic seizures）

図1　発症時年齢によるてんかん症候群の分類

（文献1を参考に作成）

表2　特発性全般てんかんの4つの症候群とおもな発作型

症候群	おもな発作型と初発年齢
小児欠神てんかん child absence epilepsy（CAE）	定型欠神発作 GTCSの併発もあるが多くない おもな初発：4〜10歳
若年欠神てんかん juvenile absence epilepsy（JAE）	定型欠神発作が必須 全般強直間代発作も大半の症例である おもな初発：9〜13歳
若年ミオクロニーてんかん juvenile myoclonus epilepsy（JME）	ミオクロニー発作が必須 大半でGTCSもある おもな初発：10〜24歳
全般強直間代発作のみを伴うてんかん generalized tonic-clonic alone（GTCA）	GTCS以外の発作がない おもに10代初発のGTCS

2. 発作症状から該当しうる発作型はあるか？

今回の症状は「動けなくなる」という発作でしたが，そもそもそのようなてんかん発作があるのでしょうか？ 通常，てんかん性の発作では強直間代発作など陽性症状として出現します．つまり，てんかん活動により大脳皮質は過剰に興奮するので「動けなくなる」のではなく「勝手に動いて（けいれんして）止まらない」という活性系の状態です．

一方で，てんかん発作には抑制系に作用する発作もあります．たとえば陰性運動発作とよばれるもので，前頭葉の一部（下前頭回後部や補足運動野の後方にある陰性運動野）から出現するてんかん発作です．ただし稀なので，そういった発作型もあるのだな，という認識で十分であり，「動けなくなる」の主訴はてんかん以外の病態のほうが多いと覚えておきましょう．そのほかには側頭葉てんかんでの焦点意識減損発作(focal impaired awareness seizure：FIAS)でも，発作がはじまるとそれまでの動作が止まる「動作停止（motion arrest）」がみられます．ですが，そもそも FIAS であれば意識は減損します．つまり発作中のことは不鮮明か覚えていませんので，自ら「動けなくなる発作を鮮明に覚えている」と表現することはありません．よって側頭葉てんかんでの動作停止，としても今回の症例の症状は矛盾します．

その後の経過

初診時の段階で PKD と臨床診断しました．PKD の治療は少量のカルバマゼピン（CBZ）で著効するケースが多いです．本例は 180 cm 以上の体格のよい大学生でしたが，CBZ 100 mg/day で症状は完全に消失しました．てんかんで使用する CBZ の量（10〜20 mg/kg 程度）と比較すればかなり少量です．なお PKD ではてんかん発作を合併するケースがあります．今回の症例でも脳波検査を行いましたが，てんかん性放電はありませんでした．

Chapter 1　てんかん or Not　—Neurologyの選球眼—

- PKDは典型的な病歴を知っていれば診断はむずかしくない
- てんかん除外は年齢別の代表的なてんかんタイプにあてはめてみる
- 発作の持続時間も「てんかん発作らしさ」のポイント

[自然に終息するてんかん]

　中心・側頭部棘波を示す良性小児てんかんは，良性ローランドてんかんやBECTS（ベクツ）とよばれてきたてんかん症候群で，旧分類においては「良性」の「焦点てんかん」という範疇に入ります．ところで，てんかんの「良性」とは何をさすのでしょうか？　一般に「治療反応性が良好であるてんかん」も良性と表現できますし，「特定の年齢に達することで自然と終息していくタイプのてんかん」も良性といえるでしょう．つまり良性という表現は疾患の病態を上手に捉えていないことになります．そこで，2022年に発表された分類では良性という表現を使わずに，「特定の年齢で発症するが，疾患感受性の高い年齢期間をすぎると自然に寛解を示す症候群」として自然終息性てんかん（self-limited epilepsy）と表現するようになりました．そしてこのBECTSについては「中心側頭部棘波を示す自然終息性てんかん（SeLECTS）」と表現されています[2]．

 文献

1) Wirrell EC, et al.: Methodology for classification and definition of epilepsy syndromes with list of syndromes: Report of the ILAE Task Force on Nosology and Definitions. Epilepsia 2022; 63: 1333-1348.
2) Wirrell E, et al.: Introduction to the epilepsy syndrome papers. Epilepsia 2022; 63: 1330-1332.

Chapter 1 てんかん or Not —Neurologyの選球眼—

Case 5 「深夜にリビングで徘徊」の中年女性

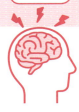

深夜にリビングを徘徊していた中年女性．家族が呼びかけても反応が悪くボーッとしていたようです．認知症やてんかんが疑われての紹介でした．「夜間のイベント」には鑑別すべきものがたくさんありますので考えていきましょう．

紹 介 状

症　　例　60歳女性（専業主婦，夫と二人暮らし）

紹介目的　夜間の行動異常の精査をお願いします

紹介内容　不眠症で通院中の方です．就寝中に突然部屋の中を歩き出すという症状が先月からあると，心配した夫に連れられ来院されました．その間の本人の記憶は全くないようです．脳MRIでも異常はありませんでした．また夜間就寝中に「うーっ」とうなり声をあげ，目を見開いた状態になっていることが一度だけあったようです．これらはてんかんの可能性はあるでしょうか？

既 往 歴　不眠症でゾルピデム5 mgとクロチアゼパム5 mg内服中

Chapter 1　てんかん or Not　—Neurologyの選球眼—

 紹介状のポイント整理

　繰り返す夜間の行動異常として，てんかんの疑いで紹介となりました．発作の3原則にあてはめるにもこの段階では情報不足なので非てんかんも含めて夜間の行動異常という点でまずは広く鑑別をリストアップしてみましょう（表1[1]）．

表1　夜間の行動異常の鑑別

- 認知症やせん妄
- てんかん
- 睡眠障害
    - 睡眠随伴症（レム睡眠行動障害：RBD）
    - 睡眠関連運動障害（レストレスレッグス症候群）
    - 睡眠関連摂食障害　など
- 薬剤関連
- 脳血管障害（視床などでの一過性脳虚血発作）
- 代謝異常（高アンモニア血症や血糖異常など）

（文献1を参考に作成）

　てんかんであれば，就寝中に発作が起きやすいタイプとして前頭葉てんかんがあります．一方の睡眠障害では，レム睡眠行動障害（REM sleep behavior disorder：RBD）が重要です．また今回の症例にはベンゾジアセピンの服用歴があるため睡眠関連摂食障害も鑑別に入れる必要があります．
　リストアップした鑑別をおさえるため，以下の点を聴取していきます．

- 前頭葉てんかん：
    - 起床時に発覚した就寝中の舌咬傷や尿失禁があるか
- 前頭てんかん vs. レム睡眠行動異常症：
    - イベントの発生時刻（レム期かノンレム期か）
    - 発作の持続時間やけいれんの有無
    - 夜間のイベント時の興奮や攻撃性
- 睡眠関連摂食障害：
    - 睡眠薬の服用開始との関係性

> **Note.** てんかん診療に強くなる

夜間のイベントを起こす鑑別疾患の問診ポイント

　本例のその後を紹介する前に，ここでは夜間の行動異常の鑑別として予備知識を整理しておきましょう．まずは前頭葉てんかんと，睡眠異常症の特徴を整理します．

1. 前頭葉てんかん

　<u>前頭葉てんかんのキーワードは「就寝中の短時間のけいれん」です</u>．また，けいれん発作はしばしば両側性となるため，全般発作と間違えやすいのですが，発作の持続が短いのも特徴で，短時間の発作が一晩で何度も群発することがあります．もちろん日中に発作を起こすこともありますが，午睡も含めて就寝中が多いのが全般てんかんとの違いです．

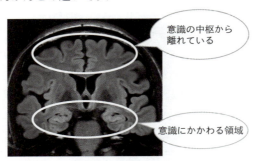

意識の中枢から離れている

意識にかかわる領域

図1 脳MRI（FLAIR画像の冠状断）

　なお両側性のけいれん発作が必ず意識障害を伴うとは限りません．発作が運動野（脳の上方）に限局していればけいれんは起こしても意識が保たれていることはあります．なぜなら意識の中枢は辺縁系や視床，脳幹などにあるからです（図1）．そのため<u>前頭葉てんかんでは発作終了後に迅速に覚醒するという特徴があります</u>．

Chapter 1 てんかん or Not —Neurologyの選球眼—

対して意識の中枢の傍らで発作を引き起こす側頭葉てんかんでは，発作後に覚醒するまで時間がかかり，精神症状や朦朧状態に移行しやすいです（表2）．

表2 前頭葉てんかんと側頭葉てんかんの発作型の違い

	前頭葉てんかん	側頭葉てんかん
発作症状	強直間代発作が多い 急速に両側性になりやすい 両側性になれば転倒する	非けいれん性の発作が多い 意識減損しやすい 動作停止や自動症を伴う
発作の持続時間	短い（数十秒） 群発することもある	30秒から2分程度が多い
発作後の覚醒	発作後はすぐに覚醒しやすい	発作後朦朧状態や精神症状を引き起こしやすい
好発時間	睡眠中（ノンレム）	夕方の帰宅時など，緊張が解れたときに多い
その他の問診ポイント	起床時に舌咬傷や失禁に気がつけば，寝ている間に発作があった可能性がある	側頭葉に関連した前兆

　疫学的には成人の焦点てんかんでは側頭葉てんかんに次いで前頭葉てんかんがコモンです．前述のように，前頭葉てんかんは睡眠中の発作が多いですが，その中でも発作の90％以上が夜間に出現するタイプを**夜間前頭葉てんかん（nocturnal FLE）**とよびます．そのためnocturnal FLEでは睡眠異常症である睡眠随伴症（パラソムニア）との鑑別が重要となります．ですが，そもそも前頭葉てんかん自体が睡眠と密接な関係性があり，前頭葉てんかんの約3割で睡眠随伴症を合併します[2]．つまり，**前頭葉てんかんと睡眠随伴症には共通の病態基盤があると考えられています**．これについては後半で改めて説明します．

2. 前頭葉てんかん vs. レム睡眠行動障害

　前頭葉てんかんとの鑑別に**レム睡眠行動障害（REM sleep behavior disorder：RBD）**に代表される睡眠随伴症（パラソムニア）について整理しましょう（表3）．なお**睡眠随伴症とは「睡眠中に出現する望ましくない身体現象」**をさし，睡眠に関連した異常な症候の総称です．

Case 5 「深夜にリビングで徘徊」の中年女性

表3 前頭葉てんかんと睡眠随伴症の特徴の違い

	前頭葉てんかん	睡眠随伴症
好発の時間帯	ノンレム睡眠 （寝入りばなに多い）	レム睡眠 （睡眠の後半，明け方に多い）
発作の持続時間	短い（数十秒） 一晩に何度も群発しえる 発作性状は毎回同じ	数分単位
関連因子		アルコール 薬剤 睡眠時無呼吸症候群 Restless legs syndrome

3. RBDのチェックリスト

　睡眠随伴症は睡眠に関連した様々な望ましくない症状の総称で，その代表は RBD です．「レム睡眠に伴う筋緊張の弛緩が障害されることで夢内容が行動化される」という睡眠中での行動異常をさします．本来，レム睡眠中は筋緊張が消失するので，通常は夢体験に伴って実際に体が動くことはありません（夢の中で走っていても，実際の身体は動いていない）．しかしレム睡眠行動障害ではレム睡眠でありながら筋緊張が亢進しているため，夢体験に伴った行動異常を呈します．典型的には「深夜の就寝中に，誰かと喧嘩しているような大声を出して腕を振り回している」「横で寝ていた妻は殴られたアザがある」などです（表4[3]）．

表4 RBDを疑うポイント

RBDらしいポイント	入眠後1〜2時間以降（睡眠の後半が特に多い） 攻撃的で誰かと喧嘩しているように叫ぶ 数分程度の持続 強制覚醒させることができる 夢体験を覚えている
RBDらしくないポイント	寝入りばなや昼寝 10分以上持続する 夢の内容を覚えていない

（文献3より改変）

レム睡眠行動障害が疑われる時は表5のスクリーニングが有用です[4]. 10項目中5項目以上が該当すれば，レム睡眠行動障害の感度96％，特異度56％とされます.

表5　RBDのスクリーニング
・ときどき，非常に鮮明な夢をみる
・夢は多くの場合，活動的で動きを伴う
・夢の内容と夜間の行動が一致する
・就寝中に手足が動いている自覚がある
・就寝中の動きでパートナーを怪我させた
・以下の経験がある
大声　叫ぶ　笑う
戦っている素振り
就寝中に必要のない動作
ベッド周辺にものが落ちている
・就寝中の動きで目が覚めた
・起きた後，夢の内容をよく覚えている
・眠りがよく妨げられて中断される
・何らかの神経疾患がある

（文献4より改変）

　前頭葉てんかんも睡眠随伴症も共通性があることは述べました. つまり「**睡眠中に脳の一部が覚醒してしまって，そのせいで前頭葉の皮質の抑制が外れてしまう**」という**共通基盤**です. これにより前頭葉に由来した様々な症候が再発性に出現します. ただし共通性はあるとはいえ，前頭葉てんかんであれば原則的に発作は毎回ほぼ同じという点が重要です. これを**常同性（ステレオタイピー）**とよび，てんかんの本質ともいえます. 対してレム睡眠行動障害ではその時々の夢内容に依存するので，てんかんほどの常同性はありません.

Case 5 「深夜にリビングで徘徊」の中年女性

実際の診察室の様子

症例に話を戻します．夜間の行動異常に関して夫に病歴を確認しました．

夜間の行動がおかしかったことについて詳細を教えてください

眠前の睡眠薬を飲んで2〜3時間経過した午前0時頃，突然リビングに降りてきて掃除をはじめる本人がいました．呼びかけも反応がやや鈍くて…

声をかけたんですね？

はい，寝室に戻るように促すと素直に従い，朝まで寝ていました．翌朝に深夜のことを確認するも本人は全く覚えていませんでした

これまでに何度かありましたか？

はい，この3か月で何度かありました

何かきっかけはありそうですか？ 薬が変わったとか

睡眠薬が一つ追加になったのはだいぶ前なので，あまり関係ないかな…

Chapter 1　てんかん or Not　―Neurology の選球眼―

> ちなみに，その夜間の行動がおかしかったとき，何か食べ物を食べていた痕跡はありましたか？（注1）

注1：睡眠関連摂食障害の確認

> それはありませんでした

> 普段，日中に気になる症状はありますか？　物忘れがあるとか，ぼーっとしているなどもないですか？（注2）

注2：日中の行動異常や，てんかん発作，認知症のスクリーニング

> 日中は特に．物忘れもありません，普通です

解説

　ここまでの病歴から睡眠随伴症の可能性があります．また睡眠薬の関与も否定できない印象でした．ただし，てんかん発作後の朦朧状態としても説明ができますので，てんかんの可能性をつぶしていくため，ここからは closed に聞いていきます．

前頭葉てんかんの可能性についての closed question

> 起床時に発覚した舌咬傷がこれまでにありましたか？

> 舌や口腔内の咬傷を起床時に気がつくという episode が1年前から何度かありました．歯軋りだと思い歯科を受診し，マウスピースを装着するようになりました．しかし起床時にマウスピースが脱落していることが何度かありました

76

Case 5 「深夜にリビングで徘徊」の中年女性

就寝中の奇声を聞いたことはないですか？

あっそういえば，一度だけ「うーっ」とうなり声をあげるイベントがありました．両上肢を突っ張らせて小刻みに震えながら，目は開いた状態で，1分程度で自然に消失した発作でした

　就寝中の舌咬傷が複数回あったことは，けいれん発作を起こしている可能性を示唆します．また，一度は奇声を発してけいれん発作様の症候を呈していますので，てんかんの可能性がむしろ否定できなくなりました．

発作間欠期脳波と脳MRI

 脳波

　念のため脳波をとると，左側頭部（T1やA1が最大点）のsharp waveや鋭一過波（sharp transient）を認めました（図2 矢頭）．

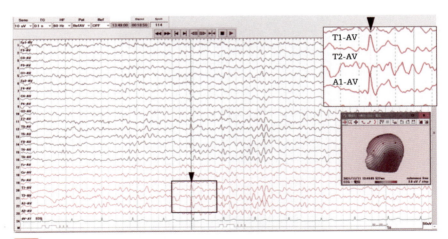

図2 発作間欠期脳波：T1 spike

　また左側頭部（F7やT1）に局所徐波（デルタ波）も認めました（図3 矢頭）．

Chapter 1　てんかん or Not　―Neurology の選球眼―

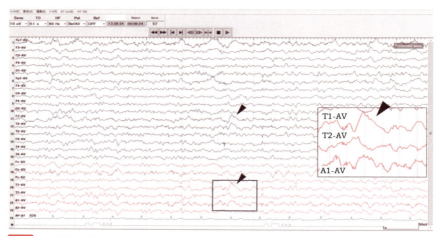

図3　発作間欠期脳波：T1 デルタ波

🧠 脳 MRI

明らかな器質的な異常所見を認めませんでした（図4）．強いていえば，扁桃体は左側でわずかに腫大しているかもしれません．

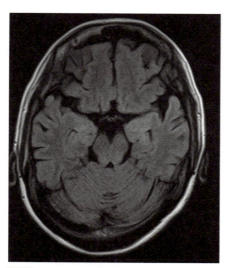

図4　脳MRI（FLAIR）

最終診断

左側頭葉てんかん

　病歴では夜間の発作がメインだったので前頭葉てんかんを当初は疑いましたが，脳波所見からは左側頭部でspikeや局所徐波を認めました．そこで本当にFIASはないのか改めて家族に注視してもらうようお願いしたところ，「テレビ鑑賞中に呼びかけに反応はなく，1分程度，一点を凝視するような症状が日中に何度かありました」とその後に報告がありました．一般に，患者さんや家族の報告する「発作がない」をそのまま評価してはなりません．なぜなら，患者さんや家族が申告した発作の数は，実際に発生しているイベント回数の半数にも満たないとされているからです[5]．てんかんvs.非てんかんの鑑別を右往左往しながら，最終的には当初の鑑別に入っていなかった側頭葉てんかんの診断に至ったという症例でした．まあこういうこともよくあります．はっきりするまでフォローを続けるという姿勢が大事なのでしょう．

 本例のその後

　焦点てんかんとしてラコサミドを開始し，日中のFIASは消失しました．また就寝中にけいれん発作も認めなくなりました．そして，てんかんの治療により睡眠の質がよくなったと報告を受けました．おそらく，治療開始前は発作が頻回にあったせいで夜間の睡眠構築にも影響を与えていた可能性があります．抗発作薬を導入したことで睡眠障害にも間接的によい影響を与えたのか，その後に睡眠薬も中止することができました．

Note. てんかん診療に強くなる

レム睡眠行動障害（RBD）があればパーキンソン病をチェックする

てんかんとの鑑別で重要なRBDですが，この**RBDはパーキンソン病などのαシヌクレイノパチーの運動症状が出現する前の前駆症状としてみられることがあります**．認知症やパーキンソン症状のない特発性のRBDの症例をフォローすると，その後6年以内で44%，10年以内に68%の患者で神経変性疾患を発症したことが明らかになりました[6]．特に高齢でのRBDではこれらの発症リスクがあります．50歳以上を一つの目安として，RBDがある場合にはパーキンソン病，レビー小体病，多系統萎縮症がないかフォローが必要です．神経学的診察にて，動作緩慢などのパーキンソニズムがないかフォローし，**運動症状がなくても，嗅覚低下や便秘などパーキンソン病で認めやすい非運動症状もスクリーニングする**とよいでしょう．一方で近い将来ではαシヌクレインの経時的な蓄積がPET-CTなどにより可視化できるようになるかもしれません[7]．

一方の若年でRBDを認めるケースでは，神経変性疾患以外を鑑別に入れます．特に亜急性の経過であれば自己免疫性脳炎（Caspr-2抗体，LGI-1抗体関連）が鑑別となります[8]．また若年者でかつ日中の過眠を伴うようであれば，ナルコレプシーに合併する特発性RBDの可能性があります．特に，情動脱力発作を認めるナルコレプシータイプ1との関連が強いとされます[9]．それ以外には，脳幹部の器質的疾患（多発性硬化症，血管炎，腫瘍など）でもRBDを呈する場合がありますので，画像異常を伴う場合にはその所見に応じて幅広い原因検索が必要になるでしょう．

> Case 5 「深夜にリビングで徘徊」の中年女性

> Column

睡眠関連摂食障害（SRED）

　夜間の行動異常という点では睡眠関連摂食障害（sleep related eating disorder：SRED）も重要な鑑別です[10]．睡眠中の不完全な覚醒状態により意図せず制御不能な摂食行動を繰り返す病態をさします．典型的には入眠後の深夜に起き上がり，リビングや冷蔵庫にある食物をあさり食べ散らかすという episode を繰り返します．カロリーの高い炭水化物やスナック菓子などを食べるのが典型例です．そのため朝になると「食べた記憶のないポテトチップスの袋が空いている」や「ベッドの中に記憶のない食べ物が持ち込まれている（食べかすが散らかっている）」といった経験をします．不完全な脳の覚醒状態であるため，前頭葉の「抑制」が外れることで，高カロリーの食品が選択される傾向があるのです．

　原因としては特発性もありますが，睡眠時無呼吸症候群や周期性四肢運動障害，レストレスレッグス症候群などの病態が併存することもあります．また睡眠薬や抗精神病薬など，薬剤誘発性に SRED が生じることもあり，特に睡眠薬の中ではゾルピデムでリスクが高いとされます[11]．

　夜間の過剰摂食という鑑別では SRED 以外にも夜間摂食症候群（night-eating syndrome：NES）があります[12]．ただし両者の鑑別はむずかしいものではありません．まず NES は SRED と異なり健忘や意識障害を伴いません．NES では夕食から寝る前の時間帯で（あるいは就寝中から完全に目覚めた状態で），強い摂食欲求にかられて摂食行動をとるものをさします．さらに NES は適切な食品を適切な方法で摂取します．前述のように，対して，SRED では覚醒が十分ではないので，台所用品など時に有害な物質を摂取してしまうことすらあります．そのため SRED を疑ったときは，ポットのお湯や台所用品，調味料など摂取しては危険なものを不用意に置かないといった安全対策も大事です．

Chapter 1 てんかん or Not ―Neurology の選球眼―

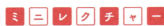

[前頭葉てんかんの発作の細分化]

　前頭葉には運動野があるため，前頭葉てんかんの発作型はおもに強直発作や強直間代発作などの運動症状を引き起こします．一方で「けいれん発作＝前頭葉てんかん」は必ずしも成立しません．というのも，観察されている発作症候が必ずしも発作焦点を示しているとは限らないからです[13]．たとえば，頭頂葉から発生した発作活動がそのまま頭頂部にとどまって増大するとは限りません．図5のように，頭頂葉から前頭葉などに伝播することがあります．この場合，本当の発生源は頭頂葉なのですが，私たちが実際に確認できた症状は前頭葉での発作症状だけなのです．このように，発作症候が発現された領域を発作症候発現域（symptomatogenic zone）とよび，一方で発作の真の発生源を発作起始領域（seizure onset zone）とよびます．

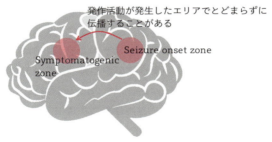

図5　てんかんの発作起始領域と発作症候発現域

　一方で，前頭葉も広いので，前頭葉てんかんの中でも典型的なけいれん発作を呈さない場合もあります（表6 [14]）．少しむずかしいですが，てんかんの診療力を強化したいと思う先生はぜひ押さえておきましょう．特に過運動発作（hyper-motor seizure）は体幹や四肢の複雑で激しい身振りの発作型です．

Case 5 「深夜にリビングで徘徊」の中年女性

表6 前頭葉てんかんの発作型

一次運動野	強直あるいは間代発作（somatotopyに依存） 発作後は一過性の麻痺をしばしば認める（Todd麻痺）
補足運動野	発声を伴う単純な局所性の強直発作 非対称性で，フェンシング肢位をとることがある
帯状回	複雑な身振り自動症を呈するFIAS 情動の変調や自律神経症状がよくみられる
前頭極	頭部や眼球の向反運動が特徴 発作のはじまりから意思疎通が取れなくなる しばしば転倒する
前頭眼窩野	複雑な局所性の運動症状（身振り自動症） 自動症や嗅覚性の幻覚，自律神経症状，尿失禁など伴う
背外側・運動前野	眼球や頭部の向反 失語を伴うことあり
弁蓋部	咀嚼，流涎，嚥下，発話停止で心窩部の前兆や恐怖，自律神経症状を伴う 味覚性の幻覚を伴うことがある

（文献14より改変）

hyper-motor seizure の発作症状として激しさや複雑さという観点では，心因性非てんかん発作（psychogenic nonepileptic seizure：PNES）との鑑別がしばしば問題となります．ポイントとしては，hyper-motor seizure は基本的に持続が短く，一方の PNES は 20 分以上などだらだらと遷延するという持続時間の違いです．複雑な運動症状だったとしても「止まるようで止まらずに遷延するパターン」であればまずは PNES を考えましょう．

文献

1) Suzuki K, et al.: Insulinoma Masquerading as Rapid Eye Movement Sleep Behavior Disorder: Case Series and Literature Review. Medicine（Baltimore）2015;94:e1065.

2) Tinuper P, et al.: Movement disorders in sleep: guidelines for differentiating epileptic from non-epileptic motor phenomena arising from sleep. Sleep Med Rev 2007;11:255-267.

3) Fernández-Arcos A, et al.: The Clinical Phenotype of Idiopathic Rapid Eye Movement Sleep Behavior Disorder at Presentation: A Study in 203 Consecutive Patients. Sleep 2016;39:121-132.

4) Stiasny-Kolster K, et al.: The REM sleep behavior disorder screening questionnaire--a new diagnostic instrument. Mov Disord 2007;22:2386-2393.

Chapter 1 てんかん or Not —Neurology の選球眼—

5) Hoppe C, et al.: Epilepsy: accuracy of patient seizure counts. Arch Neurol 2007;64:1595-1599.

6) Zhang H, et al.: Risk Factors for Phenoconversion in Rapid Eye Movement Sleep Behavior Disorder. Ann Neurol 2022;91:404-416.

7) Endo H, et al.: Imaging α-synuclein pathologies in animal models and patients with Parkinson's and related diseases. Neuron 2024;112:2540-2557.

8) Iranzo A, et al.: Rapid eye movement sleep behavior disorder and potassium channel antibody-associated limbic encephalitis. Ann Neurol 2006;59:178-181.

9) Antelmi E, et al.: REM sleep behavior disorder in narcolepsy: A secondary form or an intrinsic feature? Sleep Med Rev 2020;50:101254.

10) Howell MJ, et al.: A review of nighttime eating disorders. Sleep Med Rev 2009;13:23-34.

11) Lam SP, et al.: Parasomnia among psychiatric outpatients: a clinical, epidemiologic, cross-sectional study. J Clin Psychiatry 2008;69:1374-1382.

12) Manni R, et al.: Nocturnal eating: prevalence and features in 120 insomniac referrals. Sleep 1997;20:734-738.

13) Fordvary N, et al.: The localizing value of ictal EEG in focal epilepsy. Neurology 2001;57:2022-2028.

14) O'Muircheartaigh J, et al.: Epilepsy and the frontal lobes. Cortex 2012;48:144-155.

Chapter 1 てんかん or Not —Neurologyの選球眼—

Case 6 「物忘れと意識減損」を何とかしたい青年

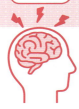

生来健康な30代の男性．仕事中に，物をどこに置いたか忘れるようになり，また一時的に記憶がなくなるエピソードを繰り返すようになりました．前医のMRIでは海馬の萎縮を指摘され，キーワードだけ並べると側頭葉てんかんとして典型例のようにもみえますが本当にそうでしょうか？

紹 介 状

症　例　30代男性

紹介内容　生来健康な方です．1年前から物忘れが目立ち，たとえば仕事中に道具をどこにおいたかわからなくなるなど，物を探すことが頻繁となったようです．また，眠くないのに，意識がなくなるような感覚が月に数回の頻度であるといいます．運転中にも意識が減損し，気がついたら，いつの間にか変な場所に移動していたということも複数回あり当院を受診されましたが，てんかんの可能性はあるでしょうか？
脳MRI（図1）では扁桃体のサイズにわずかな左右差があり，側頭葉てんかんの可能性も考え，治療も提案しましたが，専門診療科での精査を希望されています．

Chapter 1 てんかん or Not ―Neurologyの選球眼―

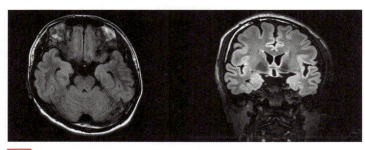
図1 脳MRI（FLAIR画像）

初診時の問診ポイント

　まずは，患者本人に受診理由を確認しましょう．当院に受診した動機や経緯そしてこの専門外来に求めているものを共有する目的です．本人の中で優先度が高いものが何なのかを把握することで，ニーズに応じた診療プランを提供できますし，紹介元でどのような説明を受けているのかを確認することで，現段階での患者さんの理解度もわかります．

受診理由を確認する問診

物忘れとか，意識がなくなるという症状ですね

そうです

運転中とかで意識が悪くなると大変ですね

そうなんです，ちょっと心配で…職場でもありましたし…

Case 6 「物忘れと意識減損」を何とかしたい青年

ちなみに，向こうの先生はなんておっしゃっていましたか？
A先生って，脳梗塞とか認知症とかの分野でも活躍されてらっしゃる先生ですよね

有名な先生だったんですね！？　知りませんでした．
A先生には，てんかんだと思うよといわれました

私もよく知っている先生ですよ（注1）．では，今回はてんかんという診断で薬もはじまったのですね？

注1：患者さんとの共通点を伝えるのは親近感UPにつながるかも

はい

薬を飲むことについては，抵抗はありそうですか？

必要なら仕方ないのかなとは思っています…

てんかんという診断についてはどう思いますか？（注2）

注2：相手にしゃべらせることからはじめるのがポイント

本当にそうなのかなあという思いはありますが，自分ではわからないので

ちなみに，今回の紹介は，A先生からの提案ですか？

Chapter 1　てんかん or Not　―Neurologyの選球眼―

それもありますが，家族や職場の人からも…

なるほど，じゃあ，てんかんの診断というところから改めて精査を受けてみたいということですね

はい，お願いします

特にこういうことが知りたいとか，気になっているとか，何か気がかりなことは？

そうですね．やっぱり，てんかんなのかどうかをはっきりさせたいですね．この先どうなるのかな？　というのはありますし…

職場で症状が出ると困りますよね？

そうですね，職場では．もう何度も出ているので…

上司にも心配されていますか？（注3）

注3：職場での人間関係のスクリーニングを可能なら

そうですね，しっかり治療してこいと．だから自分でもしっかり検査を受けてはっきりさせたいと思っています

88

Case 6 「物忘れと意識減損」を何とかしたい青年

> **ポイント**
>
> 病歴には「物忘れ」や「一過性の意識減損」を繰り返すエピソードがあり，前医での指摘通り，側頭葉てんかんが鑑別にあがります．てんかんの関連因子はありませんでしたが，しっかりと精査を受けたいという本人の希望もありましたので，長時間ビデオ脳波モニタリングを含めた入院精査を提案しました．はたして診断はてんかんでよいのか，入院後に改めて確認した病歴とともに推測してみて下さい．

入院での検査プラン

- 病歴の再聴取（どのような状況で出現したか確認）
- 脳波（長時間ビデオ脳波モニタリング）
- 神経心理検査（記名力や知能の評価）

入院後に改めて聴取した病歴

2年前から：
勤務での作業中に，やろうとしていたことを突如として忘れてしまい，何をしたらいいかわからなくなることが月に1〜2回あった．また同時期から，意識がなくなるような感覚もたまにあり，持続時間は1分未満で，眠気とは違った．そのためか，仕事中，自分の道具をどこにおいたかわからず探し回ることが頻繁にあった．
1年前から：
職場で受け答えの遅さを指摘されるようになった．たとえば，パソコン作業中に上司から呼びかけられても反応がなく，その時の本人の様子は「開眼したままでうつろな状態でパソコンを見て無反応」だったと．上司が何度か呼びかけているうちに本人も気がつくが，言葉が思うように出てこない感じがあった．数十秒〜1

分で反応は戻った．さらに，自動車を運転中にも意識がなくなっていて，気がついたら普段は通らないような道にまで移動していた．これらのエピソードを繰り返すため，前医を受診した．前医ではてんかんと診断されて，自動車の運転は禁止となった．職場では今後，どのような対応をとるべきか相談しており，今回のてんかん専門外来への紹介に至った．なお最近では，意識が減損する症状は数日に1回は認めるようになっていて，本人としてもしっかり調べて欲しいという思いがある．

　病歴を改めて確認すると，意識減損を疑うエピソードを繰り返し認めています．言葉が出てこないや，気がついたら違う場所に移動していたというのは，側頭葉てんかんの焦点意識減損発作（FIAS）として説明が可能な病歴です．では持続時間はどうでしょうか？　一般にFIASの持続はだいたい1〜2分なので，この点でもてんかん発作として矛盾しません．ただし，自動車のエピソードについては記憶のないまま移動していた距離が1〜2分程度で移動できる範囲内なのか確認する必要があるでしょう．また職場で反応が乏しくなったという症状についてはFIASとしての「手や口の自動症」や「一点凝視」だったのか確証はえられていません．側頭葉てんかんと診断できるための特異度の高い所見を欠いていますので，脳波モニタリングの結果で判断することになります．

検査結果

長時間ビデオ脳波モニタリング検査（VEEG）

　モニタリングを開始したものの入院前には高頻度で認めていた「発作」が，入院後にはパタリとなくなりました．てんかん患者であっても，入院すると普段と生活環境が違うせいか，発作が出ないということは確かにあります．しかたがないので発作が出るのを待ちながら，本人から追加の病歴を聴取しました．

Case 6 「物忘れと意識減損」を何とかしたい青年

入院中の追加問診

発作，全然起きないですね

そうなんですよね，困りました

まあ気長に待ちましょう．よくあることですから

そうですか．せっかく入院したのに，少し焦りますね

発作が来そうという予兆のようなものすら感じませんか？

ないですね

体調は良さそうですよね．しっかり眠れていますか？

はい，調子は良さそうです．
仕事も，ここでリモートでできますから…

入院中もお仕事ですか

そうなんです．でも，マイペースにできるので楽ですね

Chapter 1 てんかん or Not ―Neurology の選球眼―

ちなみに，これまであった発作は，午前中が多かったようですが，それは「職場」でも午前中に多かったのですか？

そうかもしれません

では，休日で仕事が休みの時に，たとえば自宅での午前中に症状が出たことはありませんか？

うーん，そういわれるとないかもしれません．確かに…

自動車で，気がついたら違う道に行っていた，というエピソードがありましたが．あれは出勤途中の話ですか？

はい，そうです．気がついたら，通勤のルートじゃない変なところに進んでいて…

それは会社の方向にあるどこかの別ルートですか？それとも途中で会社からは離れていくような行き先でしたか？

会社からは離れているというか真反対の方でした

では仕事が終わって自宅に帰る途中で同じような症状が出たことはありますか？

Case 6 「物忘れと意識減損」を何とかしたい青年

どうですかね．あまりないかもしれません

そうですか．ちなみに，仕事中に反応がなくなっていたというエピソードについては，上司が近くにいる時とか，営業先とか，何かしらのプレッシャーがかかっている時に多かったという傾向はありませんでしたか？ 急がなければいけない時とか…

…そうですね．プレッシャーになっているときで特に出やすいのかもしれません

配置換えとか，何か業務面でこの1～2年で変わりはありましたか？

配置換えはないですが，1人辞めたんで，その分の仕事が回ってきているのはあります．あともともとメンバーが少ない部署なので，今はほぼ上司とのペアみたいな状況，というのはあります…

検査結果

ビデオ脳波モニタリング検査（VEEG）

その後，5日間の記録で発作は一度もありませんでした．一度だけ「発作が来るような違和感」を訴えたタイミングがありましたが，同時記録の脳波に異常はなく，また発作間欠期の脳波所見としててんかん性放電はなく，側頭部の局所徐波ですら全く認めませんでした．つまりVEEGは空振りに終わりましたが，その間の追加問診で診断の核心に迫ることができました．

Chapter 1 てんかん or Not ―Neurologyの選球眼―

 ## 神経心理学的検査

モニタリング中は，ルーチン検査として，神経心理学的検査を行います．WMS-R（ウェクスラー記憶検査）は記憶に関する評価バッテリーです．記憶には短期記憶や長期記憶に加えて，言語性記憶と非言語性記憶，即時記憶と遅延記憶など，様々な側面があります．WMS-Rはこれらを総合的にスクリーニングできます．今回の症例では言語性記憶や，一般記憶，遅延記憶に軽度の低下を認めました（表1）．一方で，WAIS-Ⅳは成人用のウェクスラー式知能検査で，いわゆる知能指数（IQ）を評価するバッテリーです．この症例では平均的な結果でした．

表1 神経心理学的検査の結果

WMS-R	言語性記憶：88 視覚性記憶：92 一般的記憶：95 注意/集中力：84 遅延再生：78
WAIS-Ⅳ	全検査IQ：93 言語理解：102 知覚推理：97 ワーキングメモリ：94 処理速度：82

（＜69：特に低い，70〜79：境界線，80〜89：平均の下，90〜109：平均，110〜119：平均の上，120〜129：高い）

最終診断

てんかんではない（適応障害の疑い）

入院中は発作を認めず，むしろ本人の体調もすこぶる良好でした．また入院中に聴取した内容から，本人が困っている「意識減損」の症状は仕事と強く関連していることも想像ができました．そしてVEEGでは，てんかんと診断できる所見はありませんでした．また神経心理検査で知能指数は正常範囲内だったことから，本来であれば問題なく仕事をこなすことができるスキルがあると考えられます．そう考えると，おそらくは現在の職場環境にうまく適応できていないせいで，本人の本来のパフォーマンスが発揮できていない状況なのではないかと推測されま

す．遅延再生や処理速度のスコアがやや低かったのはそのせいかもしれません．職場での適応について，何が問題となっているのでしょうか？

たとえば上司からのプレッシャーやそれに伴うタスクのキャパオーバーがあるのかもしれません．ただ，原因を検索する作業も大事ですが，まずはてんかんではないので安心してもらうことも必要です．そこで今回は本人に，①てんかんはない，②症状は認めたが脳に後遺症を残すような病気もない，③知能も正常で，本来の脳の機能（仕事のパフォーマンス）に問題はない，④だけど今はいろんなことが理由で，一時的にそれがうまく発揮できていないようで，歯車が噛み合っていないような状況になっている，⑤時間はかかるかもしれないけど，相談や工夫をしていけば必ず症状はよくなる，⑥実際に入院中には症状が出ていないので改善の余地はあるだろう．という説明をしました．

今回の着眼点は，職場でしか症状がでていなかったこと，あるいは職場に近づけば症状が出る（気がついたら職場から離れた所へ無意識に避難していた）ことを病歴で確認できたことです．

Column

ビデオ脳波モニタリングの敷居は下げていい

VEEG というと，敷居の高い検査だと思われがちです．ですが，そもそもただの脳波検査であり，私としては VEEG の敷居は下げられるだけ下げるべきだ，と考えています．たとえば脳梗塞の症例で，塞栓源探しの一環でホルター心電図を行うと思いますが，あの時と同じくらいのテンションで「てんかんの焦点がわからなければ（あるいは，てんかんかどうかがわからなければ）とりあえず VEEG」でいいと思います．もちろん，運用件数に限りがあり判読の専門性は高いですが，そこは本質ではありません．患者あるいは主治医の中で，てんかんという診断や治療方針について多少でも不安材料があれば VEEG の適応があると思って下さい．もちろん，1 ミリの不安もなければそれはそれで結構

Chapter 1　てんかん or Not　―Neurology の選球眼―

ですが，あまりにも自信があるというのもてんかん診療では要注意です．VEEG で得られる情報はとても大きいですから，ぜひ前向きに専門医に依頼してみてください．VEEG ができる施設に適切に紹介してくれたと，紹介医に感謝している患者さんは多いですよ．

（1）VEEG のメリットは情報量だけではない

　私見ですが，VEEG を経験すると患者さんのアドヒアランスが向上することがしばしばあります．たとえば以下の 2 つの症例のパターンを比べてみましょう．

シナリオ①
- けいれん発作で救急搬送され，発作のことは自分で何も覚えていない
- 諸検査で異常なく帰宅し，翌日に脳神経内科の外来へ
- 外来でさっそく脳波検査を受けた
- 初診医に唐突に「てんかんでしょうね」と告げられる
- 脳波に異常があるようで「発作の再発リスクがあります」「治療が必要です」と説明を受け，治療がはじまる
- 次回の受診は 1 か月後

シナリオ②
- けいれん発作で救急搬送された
- 同じように，後日，脳神経内科の外来へと紹介
- 脳神経内科での診察を受けたのちに，検査入院を提案された
- VEEG 含めた精査入院の数日間は，自分の「脳」について考えた
- てんかんかもしれないし，そもそもてんかんについてもよくわからない
- 看護師や検査技師，神経心理師に話を聞くこともあった
- 各種の検査を経て，しっかりと脳について調べてもらうことができた
- 最終的な診断として「てんかん」であると主治医に告げられた
- 「てんかんの中でも〇〇というタイプで」「〇〇という発作があり」「脳のこの部位から発作が出ている」「発作の再発を予防するための治療法がある」と具体的に説明を受けることができ，また自分の症状である発作を動画で確認した

96

パターン①の対応が悪く，本来はパターン②であるべきだ！ということを主張したいのではありません．あくまでも極端な例ですが，もし自分が同じ立場だったときにどちらの経過であればてんかんという診断を受け入れやすいだろうか？と想像して欲しいと思っています．患者さんにてんかんの予備知識がなければ当然，不安も多いはず．てんかんについて正しく理解するためにもまたそれを受け入れるためにも，それなりの時間が必要です．ですが治療は早期に導入した方がよいでしょうし，発作も待ってくれません．最短距離の遠回りとして，多職種と接することのできるという意味では精査入院はよいオプションです．そしてそのような介入がその後のアドヒアランスによい影響を与えるのではないかと思います．

症例の振り返り

病歴を断片的に捉えると診断が明後日の方向になることは誰しも経験があると思います．今回の症例でも，病歴をタテ読みしてしまうと「繰り返す非誘発性の一過性意識減損」というキーワードから，側頭葉てんかんと診断していた可能性が十分にあります．実際に心気的な訴えが目立たなかったので心因性の鑑別を初診時の段階であげるのはむずかしかったです．では，今回のケースで注意すべき点を考えてみましょう．

(1) Check 1. 発作の出やすいタイミング：時間，場所，人

発作が出現しやすい状況は必ずチェックします．ポイントは，見当識障害をチェックするときと同じで「時間，場所，人」の3つです．

一つ目は「好発時間」です．側頭葉てんかんであれば，夕方に発作が出やすい傾向があります．特に，仕事を終えて一息つこうとした（ほっと気が緩んだタイミング）などで発作が生じやすい傾向があります．逆に気が張っている時にはあまり出ません．今回の症例のように平日の勤務中にほぼ限られているかをclosedにチェックしましょう．

二つ目は「場所」です．学校や職場などの特定のコミュニティーとの関連性を考えます．出勤時に多くて，帰宅時にはない，というのも「職場（に近づく）」という意味で心因を疑うポイントでした．

三つ目は「人」です．職場で発作が起きやすいとしたら，どの作業で，どの部署で，そこでは誰とかかわるのか，なども確認できるとよいでしょう．

Chapter 1 てんかん or Not —Neurology の選球眼—

（2）Check 2. 物忘れの内訳を確認する

てんかん患者では，てんかん焦点とその周辺の脳機能が低下することがあり，そのため側頭葉てんかんでは記銘力がしばしば低下しえます．また，意識減損発作が隠れていれば，発作のせいで覚えていない，ということもあるでしょう．ですが，物忘れのエピソードが仕事など特定のタスクに限られていないかは必ずチェックしましょう．

（3）Check 3. 患者自身に聞いてみる

私はよく患者本人に「もし，今回の症状がてんかんとかではなくて，ストレスなどのせいで症状が出ているようですよ，といわれたらご自分ではどう思いますか？」とさりげなく聞きます．この質問への返答の仕方次第で「この患者さんに心因性はまずないだろうな」と思えることもあるからです．たとえば「あぁストレスですかぁ」のような「まぁそういわれたら否定もできないけどどうでしょうね？」というリアクションです．また心因性であると判断できたとき，その病状説明の前の「探り」として予め伺うこともあります．「もしそういわれたらどう思いますか？」と．

（4）意識を取り戻した場所で考える

自動車を運転中に発作で意識減損しそのまま運転を続けていたというエピソードは実際に側頭葉てんかん患者でも経験します．ですがその場合，そのまま『直進』を続けることのほうが多いはずです．たとえば図2のような通勤ルートがあったとします．もしこの通勤ルートの途中でFIASが生じたとしたら，あくまでもFIASが出現する前までの行動をそのまま継続しているわけですから，意識減損中に交差点で右折や左折をせずに，そのまま直進しているはずです（図2の②）．そして，その移動距離も数分単位で移動できる先で我に返っていると思います．今回のCase 6では「気がついたら変な場所を進んでいた」という本人の訴えでしたが，確認すると「本来のルートから，そのまま直進し続けたルート」ではなく，通勤ルートの途中にある交差点でわざわざ右折しており，職場から遠ざかるような場所で我に返ったというものでした（図2の③）．つまり通勤ルートからの地理的考察から心因性の可能性が考えられました．意識減損の病歴はキーワードだけの縦読みに注意しましょう．

98

Case 6 「物忘れと意識減損」を何とかしたい青年

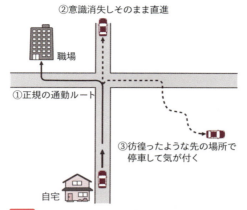

図2 通勤ルートと意識減損した場合の停車位置

ミニレクチャー

VEEGで徐波も認めない側頭葉てんかんがあるのか？

　側頭葉てんかんの脳波所見では，側頭部での発作間欠期 spike のような突発波だけでなく，徐波という非突発性の所見にも診断的価値があります．発作時脳波が一側の側頭部から確認できた症例の発作間欠期の脳波をチェックすると，82％で焦点と同側の片側性の徐波を認めたとされます[1]．

　注意として，側頭部の徐波が必ずしも側頭葉てんかんを示唆するというわけではない点です．なぜなら脳波での局所徐波に疾患特異性はなく，てんかん以外の脳疾患でも生じえるからです．そのため側頭葉てんかんを疑う病歴という検査前確率が大事になります．ただし，側頭葉てんかんとしての疾患特異性のある徐波もあります．それが TIRDA（temporal intermittent irregular delta activity）で"ティルダ"とよびます[2]．古い文献ですが，Gambardella らは海馬の萎縮など内側側頭部に MRI での異常所見がある患者の 90％以上で TIRDA を認めたと報告しています[3]．TIRDA は内側側頭葉てんかん，海馬硬化症，前部側頭部の spike との関連性があり[4]，側頭葉てんかんを示唆する特

異性の高い徐波系の脳波所見なのです．

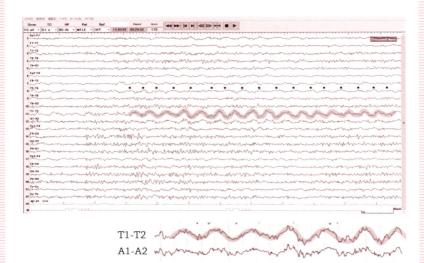

図3 右側頭葉てんかんの TIRDA

図3は TIRDA のサンプルです．ほぼ同じ形状のデルタ波が数秒以上持続しています（表2[5]）．右前－側頭部（T2）が最大点の TIRDA です（赤黒丸のところで位相逆転）．

表2 TIRDA の特徴

- 10秒程度，あるいはそれ以上持続する，一過性の律動波の徐波
- 形状：律動的な「のこぎり歯状」または「正弦波状」の波形
- 周波数：デルタ波（1〜4 Hz）
- 振幅：50〜100 μV
- 分布：側頭部（主におもに前側頭部）

（文献 5 より改変）

> **Column**

てんかんと診断しがちな病歴

　30代の女性でした．ある日，家中をどれだけ探しても息子の保育園の制服のセーターが見つからないという騒ぎがあったそうです．一日中，それこそすべての部屋や収納をくまなく探したそうですがそれでも見つからないため，夫には「もしかしてゴミとして捨てたのでは？」と．

　まさか！？とは思ったものの，燃えるゴミとしてまとめていた袋を掘り出してみると探していたセーターがそこに．無事に探し出せたことはよかったのですが，問題は「なぜ，そしていつ，自分がそのセーターを捨てたのかを全く覚えていない」ということでした．確かに普段から物忘れが多いことは自覚しているようで，鍵やスマホを探すという行為は日常的にあるそうです．ですが，子どものセーターを捨てるなんて自分でも信じられないと受診されました．そして，このエピソード以外にも「スーパーの売り場で，気がついたら他人のカートを押していた」というハプニングもあったそうです．レジに並んでいると，本来のカートの持ち主に指摘されてはじめて他人のカートを押しているのに気が付いたのだそうで，この時も「なぜ途中でカートが入れ替わってしまったのか自分でも全く記憶がない」と，今回の相談に至りました．最初に受診した脳神経内科で，認知機能検査のスクリーニングはすべて正常でしたが，脳MRIで右海馬の萎縮が指摘され（図4），てんかんの可能性について紹介となりました．

　受け答えはハキハキとした女性で，3人のお子さんを育てながらも仕事をされていて，育児と仕事の両立をこなしているという雰囲気の方．最終学歴は国立大学で，また診察上は明らかな発達障害もなさそうでした．本人としては，ちょっとしたウッカリや物忘れは普段からあるものの，自分がまさか子どもの服を捨てるような間違いをするとは信じられないし，身に覚えが全くないこともだんだんと不安になってきた，という思いを落ち着いて説明されていました．はたして診断は？

Chapter 1 てんかん or Not —Neurologyの選球眼—

 ## 問診のポイント

(1) 病歴のタテ読みを避ける

　今回の症例は，病歴をタテ読みしてしまうとMRI所見にも引っ張られて側頭葉てんかんと診断してしまいがちです．認知バイアスに捉われることなく，ニュートラルに病歴を聴取するためにも，ルーチンとしててんかん発作の特徴を満たしているかという原点に戻るようにしましょう．本例で発作の3原則にあてはめると以下のようになりました．

- 発作型がいつも同じ：2回のエピソードは完全な同一ではない
- 持続時間は短い：短い可能性もあるが確証はない
- 突然はじまって，突然終わる：確証はない

　このように条件を十分に満たしているとはいい難いです．そこで，てんかん発作ではない可能性を探っていくベクトルで病歴を詰めていきましょう．

(2) てんかんじゃないなら？

　次のSTEPとして「てんかんじゃなかったら，次の鑑別は？」と考えます．今回の症例でのエピソードとしては「生来健康な成人が，日中に気がついたら一時的におかしなことになっていた」というものです．てんかんじゃないとすれば心因性も鑑別に入るかもしれませんが，むしろ病的ではない可能性も鑑別として忘れてはいけません．つまり「ただのうっかり」の範疇です．では，どのように問診を進めれば「うっかり」だったと証明できるのでしょうか？それが問診のポイントになってくるでしょう．そこで以下の質問をしました．

- 普段から慌てていると，うっかりミスがありえるか？
- うっかりミスが増えるような生活背景の変化が最近あったか？
- 普段から，サイズアウトすれば躊躇なく服を断捨離することがあるか？
- 慌てていない状況でも「あれ？」と思う症状がこれまでにあったか？

　本人の回答としては「確かに慌てていると，思いがけないミスはあるほう」「この一年で，子どもの進学や自分の職場復帰などの環境変化があった」さらに

「サイズアウトすれば子どもの服は捨てるほう」という背景が確認できました．このように考えると「息子の幼稚園の制服のセーターをうっかり捨ててしまったこと」や「スーパーで急いでいて，うっかり他人の似たようなカートを押してしまっていたこと」などは現実味が帯びてきます．てんかんとしての確証が得られない以上，また，てんかんではないエピソードとして説明が不可能ではない以上，状況証拠だけで無理にてんかん疑いとして深掘りしてはいけません．

脳MRIと脳波

脳MRI

きっかけとなったMRI所見については，右側脳室の下角は拡大していますが，海馬のサイズそのものに左右差は認めず，造影MRIでも評価しましたが，病的所見はありませんでした（図4）．脳波では異常を認めませんでした．では，なぜ最近になってこのうっかり症状が出てくるようになったのでしょうか？　その後の問診で，子どもが進学したことや，半年前からの職場復帰など環境の変化があったこと，さらには月経前症候群の症状で困っていることもあることがわかりました．これらを背景に普段なら問題にならないような程度の軽微な特性としての「注意欠陥」が一時的に顕在化して今回のイベントに至ったのかもしれません．

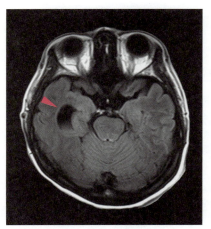

図4　脳MRI（FLAIR画像）

Chapter 1　てんかん or Not　―Neurology の選球眼―

 文献

1) Blume WT: Interictal indices of temporal seizure origin. Annals of Neurology 1993;34:703-709.
2) Geyer JD, et al.: Significance of interictal temporal lobe delta activity for localization of the primary epileptogenic region. Neurology 1999;52:202-205.
3) Gambardella A, et al.: Focal intermittent delta activity in patients with mesiotemporal atrophy: a reliable marker of the epileptogenic focus. Epilepsia 1995;36:122-129.
4) Di Gennaro G, et al.: Localizing significance of temporal intermittent rhythmic delta activity (TIRDA) in drug-resistant focal epilepsy. Clinical Neurophysiology 2003;114:70-78.
5) Reiher J, et al.: Temporal intermittent rhythmic delta activity (TIRDA) in the diagnosis of complex partial epilepsy: sensitivity, specificity and predictive value. Can J Neurol Sci 1989;16:398-401.

Chapter 2

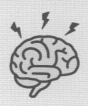

てんかんだと思うけど，対応合ってる?

てんかんという診断は確定しても，その後の治療 STEP は決して平坦ではありません．たとえば，「発作があった」「倒れた」「意識がない」などの惑わすキーフレーズに対して，その文脈を正確に読み取らなければなりません．

そのためには，疾患としての『知識』だけでなく，その疾患特有の経過についての『経験』も不可欠です．

そして患者さんの訴えを効率よく聴取し正確に解釈するスキルも求められますが，同時に「てんかんだと思うけど，本当にそうなのか?」という視点も常に持ち続ける必要があります．

Chapter 2 てんかんだと思うけど，対応合ってる？

Case 7

治療をやめたいと訴える全般てんかんの高校生

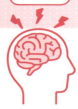

全般てんかんと診断した高校生．内服治療を開始し，けいれん発作はなくなりましたが，なぜか治療を開始したほうがつらいと訴えるようになりました．心因性ではなさそうですが，薬の副作用でもなさそうです．本人の訴えるつらさとはなんだったのでしょうか？

紹 介 状

症　　例 18歳男性（高校生）

紹介目的 8歳頃から自閉スペクトラム症（autism spectrum disorder：ASD）としてフォローしている患者さんです．高校生になり全身性のけいれん発作を繰り返すようになりました．全般てんかんとしてバルプロ酸（VPA）400 mg/dayで治療を開始しけいれん発作はなくなりました．経過良好と思われましたが「意識がなくなるような感覚」を新たに訴えるようになりました．VPAを開始する以前には訴えなかった症状ですが，副作用としても判然としません．本人としてはVPAの中止を望んでいます．てんかんという診断そのものは正しいと思うのですが，治療方針をどうすべきか相談させてください．

既 往 歴 熱性けいれん（1歳時）

| 生活歴 | 通信制の高校に通学中，深夜遅くまでゲームをすることも多い |
| 内服薬 | VPA 400 mg/day |

初診時の問診ポイント

10代で発症するてんかん発作，特に強直間代発作なのであれば，**特発性全般てんかん**（idiopathic generalized epilepsy：IGE）の可能性をまずは考えます．IGEでは，発作の好発時間帯や強直間代発作以外の発作型（欠神発作，ミオクロニー発作），光過敏性などの素因がポイントです（表1）．

表1 特発性全般てんかん（IGE）疑いでのチェック

・好発時間	強直間代発作の起きやすい時間帯（起床後30分以内）
・誘因	寝不足の翌日に発作が起こりやすい 治療中なら，怠薬で発作が誘発されやすい
・ミオクロニー発作	朝のピクつき（手に持っている箸やスマホを落とさないか？）
・欠神発作	数十秒だけぼーっとしてフリーズすることはないか？ 友達との会話中，気がついたら話題が変わっていたことはなかったか？ 「話，聞いてた？」と友達に指摘されたことはなかったか？
・素因	光過敏性や機能性頭痛の併存はないか？

再聴取した病歴

小学校5〜6年頃から手足がピクッとする発作が出現していた．特に寝不足の時の朝に頻発した．起床後30分が多く，朝の身支度中によくピクッとなっていた．特に上半身で，持っているスマートフォンを落としたこともある．高校生になりはじめてけいれん発作があったが，それも寝不足の翌朝だった．また，けいれん発作があった日は，朝からピクつきが多かった．以降，けいれん発作は月に1回程度で再発し，毎回の傾向として，ゲームし

Chapter 2 てんかんだと思うけど，対応合ってる？

> ていて夜更かしが続くと発作になっていたと思う．

　IGEを意識して病歴を再聴取したところ，10歳頃からミオクロニー発作があり，起床後早期に出現し，寝不足で誘発されやすいという典型的な病歴でした．欠神発作は認めませんでしたが，強直間代発作があり，若年ミオクロニーてんかんが最も考えやすいです．

発作時脳波と脳MRI

脳波
　初回の脳波検査では全般性の多棘徐波複合を認めました（図1）．

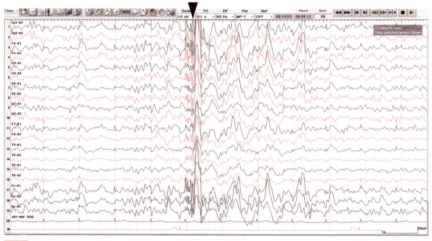

図1 発作間欠期脳波：全般性の多棘徐波複合（単極誘導）

脳MRI
　海馬に異常はありませんでした．左前頭部に皮質形成異常を疑う所見（図2矢印）を認めましたが，発作パターンや脳波所見とは合致しないため，てんかん焦点とは考えにくいと判断しました．

Case 7　治療をやめたいと訴える全般てんかんの高校生

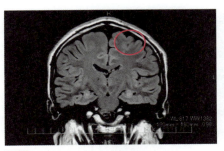

図2　脳MRI（FLAIR冠状断）

以上のように，若年ミオクロニーてんかん（JME）の臨床診断に矛盾しません．また男性であれば，VPAという第一選択も問題ないと思います．

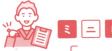

なぜVPAの治療がうまくいかなかったのか？

　IGEであれば，第一選択であるVPAは有効です．本例でも，VPAを導入後にけいれん発作は抑制されていますので，治療選択としては間違っていませんでした．ではなぜ「意識がなくなるような感覚」を新たに訴えるようになったのでしょうか？　原因は「中途半端な投与量」にあります．つまり診断や薬剤選択には問題はありませんが，十分量を投与できていなかったことが原因だったのです．抗発作薬は確かに副作用が出やすい部類の薬剤なので，その対処として少量から導入することは合理的ですが，効果がはっきりする十分量まで増量する必要もあります．そうでなければ今回のように『断片化した発作』を経験することがあります．

　断片化した発作を海の高波にたとえてみます．発作が「高波」であれば，抗発作薬は「防波堤」のような存在です（図3）．（a）内服治療の前は，防波堤の構築ができていないため，発作の影響を無防備に受けてします．臨床でいえば，最大出力の大発作，つまり前兆を感じることなく瞬時に全身性のけいれん発作に見舞われるような状態です．しかし，

（b）有効な薬剤を十分量を投与すれば，高さのある防波堤を構築することができるので，発作を完全に抑制することができます．（c）では投与量が不十分だとどうなるでしょうか．防波堤の高さは発作の抑制に対して不十分であるため，高波の一部が防波堤を超えてやってきます．臨床では「断片化した発作」として患者さんが経験することになります．なお抗発作薬により「高波の水位が下がる」と説明してもよいでしょう．

a
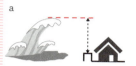
内服なし
防波堤は低いため，
発作をそのまま受ける

b

十分量での内服治療中
防波堤は十分高く，
発作を完全抑制

c
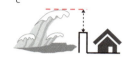
不十分な内服量
断片化した発作を受ける

図3 発作の大きさと防波堤

発作の断片化はむしろ「つらい」場合もある

　発作が断片化しているのだから「軽い発作」と考えるかもしれませんが，患者さんの観点からいえば必ずしもそうではありません．治療前は瞬時に意識を失ってけいれん発作に至っていたので，むしろ無自覚です．ですが断片化した大発作ではそうはなりません．「意識が一気に落ちそうでギリギリ落ちない」という中途半端な発作の勢いを自覚することになります．どうせ意識が落ちるのなら一気に意識を失いたいところですが，断片化しているのでそうはならず，意識が保たれたまま，発作が襲ってくる感じをリアルに体感するようになり，本例も治療をはじめたほうがむしろつらいと訴えたのでしょう．

 ## 本例のその後

　今回の症例ではVPAを800 mg/dayまで増量することで，断片化した発作も含めて発作は完全に消失しました．一方で，睡眠不足など生活リズムの是正ができていなかった点も，当初に発作が完全に抑制できなかった要因でした．よって，生活指導による睡眠確保が治療開始時から実施できていたとすれば，VPA 400 mg/dayという少なめの投与量でも治療はうまくいっていたのかもしれま

Case 7　治療をやめたいと訴える全般てんかんの高校生

せん．ただし ASD が背景にあるため一定の生活リズムの「維持」がむずかしい こともしばしばあります．

ポイント

- 投与量が不十分だと，断片化した発作を経験することがある
- 最大出力時の発作より，断片化した発作のほうが患者としてはつらいこと もある
- てんかん治療では，有効な薬剤を副作用のない範囲で「十分量」投与する

Column

LEV という使いやすさ，VPA という武器

　レベチラセタム（LEV）はスペクトラムの広く様々な発作型に効果が あります．また薬物相互作用も少ないため，汎用性が極めて高い薬剤で す．とりあえず発作を止める，という目的であれば最強の部類でしょ う．この LEV の治療効果について，他の薬剤と比較した試験が Lancet 誌から 2 つ報告されました．

①焦点てんかんでの薬剤比較

　一つは新規に診断された焦点てんかんを対象に LEV，ゾニサミ ド（ZNS），ラモトリギン（LTG）の効果と費用対効果を評価しまし た[1]（オープンラベル，非劣性，多施設，第 4 相，無作為化比較試 験）．結論として，いずれの薬剤も他の治療薬と比較して非劣性が 示されませんでした．つまり，3 つの薬剤は同等の効果を有してい るといえます．

②全般てんかんでの薬剤比較

　二つ目の報告は新規に診断された全般てんかん（および分類不能 てんかん）を対象に VPA と LEV の発作抑制効果と費用対効果を

評価したものです[2]（オープンラベル，非劣性，多施設，第4相，無作為化比較試験）．英国で行われた大規模な調査で，69施設が参加し，5歳以上の症例で2回以上の非誘発性の全般発作（または分類不能の発作）があった症例を組み入れています．対象は520名で年齢中央値13.9歳でしたが，LEVの非劣性は示すことができませんでした．

　全般てんかんと診断したAYA世代では「とりあえずLEV」の処方が多いと思います．ですがLEV単剤では抑制できないケースもあり，VPAに切り替えると安定するという経過を私も何度か経験しています．もちろん選択バイアスなどを考慮する必要がありますが，今回のLancet誌の結果も鑑みて「とりあえずLEV」にも見直すべき点はあるでしょう．一方で，VPAには体重増加などの副作用がありますし，妊娠可能な女性では使用を避ける必要があります．
　特発性全般てんかんのある妊娠可能年齢の女性患者（543名）を対象として，LEVとLTGの単剤療法の効果を比較した多施設研究では，IGEのうち若年ミオクロニーてんかんにおいてはLTGよりLEVのほうが有効でした（一方で，欠神てんかんやGTCAの患者では有意差なしの結果[3]）．また妊娠初期にLTGとLEVの併用療法を受けた妊婦の子どもは，VPAでの単剤療法を受けた場合と比較して，大奇形のリスクが60％低いことが示されました[4]．

Case 7　治療をやめたいと訴える全般てんかんの高校生

Note. てんかん診療に強くなる

特発性全般てんかん（IGE）の「らしさ」を押さえる

　ここまで何度か触れているIGEについて改めてここで整理したいと思います．まずは全般てんかんとしてのIGEの立ち位置を確認しましょう（図4）[5]．ILAEの分類としては**素因性全般てんかん（GGE）という「遺伝的基盤を背景として全般発作を呈するもの」という疾患概念にIGEは含まれます**．GGEという枠組みは「遺伝学的基盤を背景に全般発作と全般性棘徐波を示すもの」です．このGGEの中に含まれているIGEには4つの症候群としてCAE，JAE，JME，GTCAがあります．これらのIGEの共通事項として①GGEの中でIGEは最もコモンな症候群であり，②発作の転帰は良好で，③てんかん性脳症に進展せず，④脳波で全般性棘徐波を示します．なおCAE，JAE，JMEの間には臨床的な重複あるいは年齢とともに他のIGE症候群に移行することもあり，連続的です．IGEの臨床的なイメージとしては「知能は正常で脳MRIでも焦点を示唆するような異常所見はなく，発作型は全

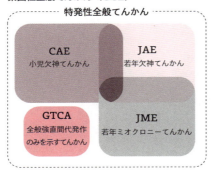

図4　素因性全般てんかん（GGE）と特発性全般てんかん（IGE）の疾患概念
（文献5を参考に作成）

般発作でその治療反応性が良好」です．なお，GGE には発達性てんかん性脳症があり「おもに乳幼児に発症し，難治てんかん発作に精神運動発達の遅滞・退行を伴う疾患群」をさし，治療抵抗性の症候群も多いです．

1. AYA 世代でのけいれん発作で考えること

成人診療科の外来で，10 代や 20 代の患者さんの初回けいれん発作を精査する場合，最初に鑑別にあがるのが IGE です．IGE は文字どおり，**特発性（脳に器質的な異常がない，MRI が原則正常）で，発作は全般性であり，発作以外に神経学的異常がない**，というタイプのてんかんです．年齢依存性という性質があるため，発症する年代が概ね決まっており小児期から思春期での発症が多く，**遅くとも 20 代前半までには初回の発作を認めます．**

2. IGE の発作型の 3 つ

発作は全般発作ですが，欠神発作，ミオクロニー発作，強直間代発作の 3 つに分けられます（図 5）．なお，IGE はスペクトラムとして捉えることができる一群です．そのため，欠神発作，ミオクロニー発作，強直間代発作のいずれか，あるいは重複した発作型として認めます．

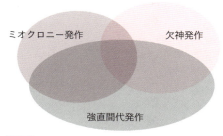

図 5 IGE の発作型

①欠神発作

前兆なく突然はじまり突然終わる短時間の意識が消失する発作です．自覚性と反応性を失います．つまり，それまで行っていた行為（たとえば会話や食事，歩行）を突然やめて，虚な目で一点を

凝視します．あるいは眼球が上転してフリーズします．発作頻度は多く，毎日あります．手のまさぐりや舌舐めずりなどの自動症や，それまで行っていた行為の無目的な継続（保続）を伴うこともあります．通常は 10 秒前後の持続です［側頭葉てんかんでの焦点意識減損発作（focal impaired awareness seizure：FIAS）と症候は似ていますが，FIAS の持続時間は 1〜2 分と長いです］．

　ここまでの特徴をみると，発作には容易に気がつきそうですが実際にはそうではありません．たとえば 10 歳の男子が 10 秒だけぼーっとしていることは日常的ともいえるからです．本人が無自覚のことが多いので，次のような問診をしてみましょう．

問診の仕方

「気がついたら，授業が進んでいたことがないか」

「気がついたら，テレビのシーンが変わっていたことはないか」

「友達に『今，はなし聞いてた？』『今，止まってたよ？』『白目になってたよ』などといわれたことはないか」

---

②ミオクロニー発作

　典型的には両側上肢に出現するイレギュラーなピクつきです．より専門的には，**両側性に単発あるいは群発する非律動的で不規則な筋収縮**と表現できます．上肢優位に認めることも特徴です．典型的には「手に持っているスマートフォンや箸を投げ飛ばす」などの病歴があります．またピクつき（ミオクローヌス）が強ければ上肢以外にも出現するため，ピクつきのせいで転倒するケースもあります．寝起きまなこの覚醒直後で生じやすく，寝不足で誘発される傾向があります．ただし**意識障害を伴いません**（ここが大事）．

問診の仕方

「朝の身支度中に，手がピクッとして，持っているものを落としたり投げ飛ばしたりしたことはないですか？」

「寝不足の翌朝に多いですか？」

「調子が悪い日は何度も出ますか？」

Chapter 2 てんかんだと思うけど，対応合ってる？

③強直間代発作

　強直（きょうちょく）間代（かんたい）と読みます．強直発作は骨格筋が持続的に収縮した発作です．つまりピーンと力強く突っ張らせた状態が持続した発作です．間代は，骨格筋が収縮するのと弛緩するのが律動的に繰り返す発作の状態で，いわゆる「けいれん」です．よって強直間代発作とは，全身を突っ張らせた強直相から，ガクガクとけいれんする間代相へ移行していく発作をいいます．典型的には，四肢の突っ張りである強直相が数秒─数十秒続いたのちに，ガクガクとけいれんする間代相へと移行し，その間代相での手足の振りは1〜2分の経過で徐々に間延びしながら頓挫します．発作終了後は睡眠や，朦朧状態に移行することもあります．

3.　IGEのスペクトラム

　10代や20代での初発のてんかんをみたとき，まずはIGEの大きな枠組みとして捉えることができるかを確認しましょう．そのうえで，IGEの中でどのタイプに近いかを考えます．具体的にはメインの発作型と発症年齢に応じて①JME，②小児欠神てんかん，③若年欠神てんかん，④全般強直間代発作のみを示すてんかん，で考えます．ただし，この分類にこだわる必要はありません．これらは脳波や臨床的特徴を共有するスペクトラムとしてのIGEの中で相対的に位置づけられたものだからです．つまり脳波や臨床所見において典型的なパターンとして4つに分類されており，各症候群間に明確な境界線があるわけではありません．あくまでも遺伝子学的な共通の基盤が想定されたスペクトラムなのです．まとめると，10〜20代で発症した全般発作で器質的なものがなければ，IGEの要素をチェックしつつ，ミオクロニー発作が主体であればJMEを，欠神発作が主体なら小児欠神てんかんまたは若年欠神てんかん（年齢で区分）を考える，でまずは十分だと思います．

4.　IGEらしさ
①発作は寝起きで生じやすい

　若年ミオクロニーてんかん（JME）では，発作の起きやすい時間

帯があります．それは起床後1〜2時間以内です（図6）．いわゆる寝ぼけ眼の時間帯が発作の好発時間帯になるため，前述のように**JMEでは朝のスマホチェック中にミオクロニー発作が出現し持っているスマホを落としてしまう**というエピソードが典型的です．あるいは朝食中に持っているお箸や茶碗を落としてしまう，もよくある病歴です．なお，寝起きに発作が起きやすいというのは午睡後でもあてはまります．発作がどの時間帯で生じたか，睡眠状況とあわせて確認するようにしましょう．

発作が好発する時間帯

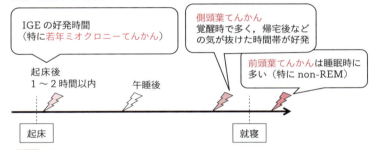

図6 発作の好発時間帯

②IGEの特徴や発作の誘因

光過敏性や断薬で容易に再発しやすく，睡眠不足やアルコールに関連して発作が誘発される傾向などがあります（表2）．大きな枠組みとしてIGEの特徴を捉えましょう．

表2 IGEの特徴や素因

発症年齢	・おもに小児期から若年期（思春期前まで） ・25歳以降での発症は稀
知能	・発達や発育は原則正常 ・発作以外に神経学的な異常所見はない
発作型	・欠神発作，ミオクロニー発作，強直間代発作のいずれか（あるいは組み合わせ）
脳波	・全般性の棘徐波複合や多棘徐波放電 （過呼吸や光刺激で賦活されることも）

Chapter 2 　てんかんだと思うけど，対応合ってる？

| 表2 | IGEの特徴や素因（つづき） |

治療	・ 単剤でコントロール良好であることが多い ・ 断薬で容易に再発する ・ 断眠やアルコールでの誘発傾向がある ・ 治療は生涯にわたることが多い
その他	・ 光過敏性を伴う ・ 機能性頭痛の合併がある
4つの症候群	① 若年ミオクロニーてんかん（JME） ② 小児欠神てんかん（CAE） ③ 若年欠神てんかん（JAE） ④ 全般強直間代発作のみを示すてんかん（GTCA）

文献

1) Marson A, et al.: SANAD II collaborators. The SANAD II study of the effectiveness and cost-effectiveness of levetiracetam, zonisamide, or lamotrigine for newly diagnosed focal epilepsy: an open-label, non-inferiority, multicentre, phase 4, randomised controlled trial. Lancet 2021;397:1363-1374.

2) Marson A, et al.: SANAD II collaborators. The SANAD II study of the effectiveness and cost-effectiveness of valproate versus levetiracetam for newly diagnosed generalised and unclassifiable epilepsy: an open-label, non-inferiority, multicentre, phase 4, randomised controlled trial. Lancet 2021;397:1375-1386.

3) Cerulli Irelli E, et al.: Women With Epilepsy Treatment Options and Research（WETOR）Study Group. Levetiracetam vs Lamotrigine as First-Line Antiseizure Medication in Female Patients With Idiopathic Generalized Epilepsy. JAMA Neurol 2023;80:1174-1181.

4) Cohen JM, et al.: Comparative Risk of Major Congenital Malformations With Antiseizure Medication Combinations vs Valproate Monotherapy in Pregnancy. Neurology 2024; 102:e207996.

5) Hirsch E, et al.: ILAE definition of the Idiopathic Generalized Epilepsy Syndromes: Position statement by the ILAE Task Force on Nosology and Definitions. Epilepsia 2022;63:1475-1499.

Chapter 2 てんかんだと思うけど，対応合ってる？

Case 8 若年ミオクロニーてんかん： こんなに再発する？

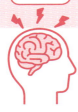

高校生時に初発の強直間代発作があり全般てんかんとして治療を開始するも，発作を毎月のように繰り返し，難治てんかんとして紹介となった症例です．診断は若年ミオクロニーてんかん（juvenile myoclonic epilepsy：JME）でした．真の難治てんかんと，見せかけの難治てんかんの鑑別を考えてみましょう．

紹 介 状

症　　例 20歳（男性）

紹介目的 難治てんかんとしての精査をお願いします

主　　訴 治療開始しても発作がある

病　　歴 高校生の頃からけいれん発作を認めるようになりました．全般てんかんと診断し，バルプロ酸（VPA）での治療を開始し発作は止まりましたが，20代になってからは毎月のように発作を繰り返すようになりました．難治てんかんとして精査をお願いします．

既 往 歴 熱性けいれん（2歳時：単純型）

生 活 歴 高校（普通科）を卒業後に飲食店に就職

内 服 薬 VPA 800 mg/day

Chapter 2　てんかんだと思うけど，対応合ってる？

初診時の問診ポイント

　まずは高校生の頃の病歴を整理して，特発性全般てんかん（IGE）で矛盾しないか，以下の点を押さえて問診していきます．

- IGEの特徴を満たしているか？
- もしIGEだとして，難治性のタイプのIGEなのか？
- あるいは，見せかけの難治てんかんの可能性はないか？

実際の診察室の様子

> けいれん発作が最初にあったのは高校生の時ですか？

> はい，高校1年の時でした

> その頃，すでにピクッとする朝の動きがありませんでしたか？（注1）

注1：JMEでは，けいれん発作よりミオクロニー発作の初発が多い

> あ，ありました

> 朝の身支度中など？　でもあまり気にしていなかった？（注2）

注2：ミオクロニー発作を「症状」と捉えてないことが多い

> そうですね，朝でした．そんなものなのかなと．当時は

120

Case 8 若年ミオクロニーてんかん：こんなに再発する？

けいれん発作があった日は，朝からそのピクつきも多かったですか？（注3）

注3：強直間代発作はミオクロニー発作の延長線上にあることが多い

そうですね，確かに多かったかも

 高校生の頃の病歴のまとめ

高校1年生の頃に初回のけいれん発作があり，その後に再発もありVPAでの内服治療が開始されました．いずれの発作も朝の身支度中で，前日の寝不足があった時が多かったです．また朝の身支度中に持っているものを投げ出して落とすようなこと（ミオクロニー発作）もしばしばありました．VPAを内服するとミオクロニー発作は消失．ただし寝不足が続くと少しだけ出ていました．

治療がはじまって，症状は落ち着いていたけど，卒業してから発作が出るようになったのですね？

はい，高校の時は発作はなかったですね．

お仕事は？

今はバーで働いています

では結構，生活は不規則ですか？

Chapter 2 てんかんだと思うけど，対応合ってる？

そうですね，朝までかかることも．お客さんによりますね

夜の仕事だと薬を飲むタイミングがむずかしいのでは？

そうですね．決まった時間に食事を摂らないので『夕食後』っていうのが，いつのことなのかよくわかんなくて

最近の病歴のまとめ（高校卒業後）

高校卒業後はアルバイトを転々としたのちに，バーで勤務するようになりました．深夜遅くまでの勤務で，お酒も飲む機会も多かったです．最近の発作は，バーでの勤務を終えて午前4時頃の家路の途中でけいれん発作がありました．しばしば発作で転倒し，顔面など打撲することもありました．内服する意思はあるものの，生活が不規則なため夕食を摂取しないときもあり，その場合はどのタイミングで服薬してよいのかわかりませんでした．また純粋な飲み忘れもしばしばありました．この半年で5回のけいれん発作がありました．ただ，服薬をきちんとしているにもかかわらず発作が起きたこともありました．

解説

現在の病歴をまとめると，服薬の意思はあるものの，忙しくてついつい飲み忘れがあり，生活も不規則なため発作を繰り返しているという経過でした．服薬アドヒアランスの問題だけのようにも思いますが，服薬していても発作が起きたこともあり，難治てんかんとしての介入が必要かどうか判断が必要です．一方で毎月のようにけいれん発作が起きているのに患者本人には切迫感はありませんでした．いかにも「いわれたから来ました」的な素振りで，何処か他人事のようでした．

> **Note.** てんかん診療に強くなる

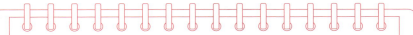

1. ミオクロニー発作とミオクローヌス

　ピクッとなる動きを「ピクつき」などと俗に表現されていますが，少なくとも正式な神経学の用語ではありません．ピクッとなる動きに該当するものに「ミオクローヌス」があります．**ミオクローヌスとは不随意運動の一つで，自分の意思と無関係に瞬発的な筋収縮が生じる症候**をさします．けいれん発作や振戦が持続的な症候であるのに対し，**ミオクローヌスは非常に素早く短時間の症候**です．「電気的な筋収縮」とよくたとえられます．ただし短時間のミオクローヌスが断続的に群発することもありますので，その場合は「持続的」に見えることもありますが，実際は一つひとつの持続は短くて群発しているだけです．

　このミオクローヌスが，てんかん発作として出現した場合には「ミオクロニー発作（myoclonic seizure）」とよびます．一方で，てんかん性ではなく不随意運動としてのそれは，そのままミオクローヌスと表現します．ややこしいですが，間違えないようにしましょう．なお，ミオクロニー発作は全般発作として認める場合もありますし，焦点発作としてのミオクロニー発作もあります．JMEなどの全般てんかんで認めるミオクロニー発作は全般発作の範疇です（ただしJMEのミオクロニー発作では必ずしも全身性に出現しません．上半身が主体で，左右差があることもあります（表1）．

表1 JMEのミオクロニー発作の特徴

出現	・誘因なく出現 ・不随意に突然起こる ・典型的には起床後30分以内（特に寝不足明けの朝や午睡後に生じやすい）
持続	・短く，単発性または短期間の不規則な群発
性状や分布	・上半身優位 ・同期性あり ・大まかには左右対称性（左右差があってもよい） ・強度は様々（強ければ持っているものを飛ばす，転倒する） ・意識障害は伴わない

　表1のポイントをチェックすれば，今回の症例もミオクロニー発作として矛盾しません．その後の脳波検査では図1のように全般性の極徐波複合を認めましたので，JMEと臨床診断しています．

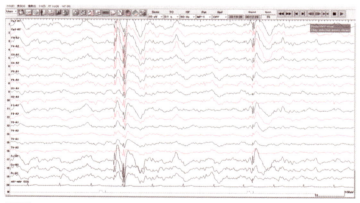

図1 脳波：全般性の極徐波複合

2. 病識の乏しさもJMEの特徴

　JMEは進行性の病態ではないため，原則として経年的に発作が悪化することはありません．本例では，生活リズムが不規則という背景に発作を繰り返していましたので，改めて生活指導や服薬指導が必要でした．一方で，半年で5回もけいれん発作があって，

ときには外傷を伴っている状況を想像すれば「先生，発作をなんとかしてよ」というのが一般的なリアクションのように思いますが，本人はどこ吹く風で，発作が頻回にある事実に対して全く無頓着でした．なぜでしょうか？

　JME 患者の知能は一般に正常範囲内で，この症例も普通科の高校を卒業していますが，**一部の JME 患者には病識が乏しいという特徴がみられます**．そのため，この症例でも服薬アドヒアランスが不良で発作を繰り返していました．そして病識の乏しさゆえに，発作への無頓着さを示す傾向があります．JME 患者の一部には軽度の認知機能障害やパーソナリティー障害を伴うことがあり[1]，JME 患者の特性として「愛嬌はあるが未熟・無頓着」としばしば表現されてきました．毎月のように発作を起こして怪我までしても他人事で，「先生，なんとかしてよ」というリアクションはなく，服薬アドヒアランスもなかなか改善しないという点も JME の診断をより確かにするポイントだと思います．ただし，あくまでも一部の JME 患者の一面であり，多くの JME 患者は他の症候群と同じように真面目に治療を続けています．

本例の経過

病識の乏しい JME をどうフォローするか

　JME での病識の乏しさへの対応はいくつかあると思いますが，やはり長いスパンでみることが大事だと思います．本人としてはわざと飲み忘れをしているわけではありません．ですから，飲み忘れ自体も病態の一部（疾患特性）と捉えるとよいでしょう．そのため「飲み忘れがダメだよ」の一言で解決すべき問題ではないのです．また飲み忘れたときにどうすればよいかを本人から質問してくることもありませんので，こちらから「飲み忘れ時の具体的な対応」について具体的に指示しておく必要があります．

　また，短期的なアプローチも本質ではありません．時間をかけて少しずつ本人の行動変容を促すアプローチが求められます．そこで，外来でのフォローの間隔

Chapter 2 てんかんだと思うけど，対応合ってる？

をこの症例では短くすることにしました．もともとは仕事が忙しいという理由で「3か月処方」でしたが，1か月毎の受診に切り替えました．そして，発作が落ち着いていたとしても1か月毎の受診のまま継続しました．そして本人とも相談し，以下の方針としました．その結果，発作は完全に消失はしませんでしたが，少なくとも年に1回程度までには減りました．つまり「見せかけの薬剤抵抗性てんかん」だったのです．

① 通院間隔は短く（4週毎）
② 残薬が多くなりすぎないように毎回の処方日数の調整
③ 飲み忘れにくいタイミングとして1日1回「出勤前」に変更
④ 飲み忘れに気がついたときの服薬方法の指導
⑤ 発作予防にVPAの追加内服が可能
- シフトなどで睡眠不足が予測される
- 勤務明けで体調に自信がなければ帰宅前に，など

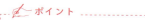ポイント

- ミオクロニー発作は問診が大事
- 服薬アドヒアランスは個別対応
- フォロー形態の見直しが大事で，通院間隔を短くすることも時に有効

Note. てんかん診療に強くなる

見せかけの薬剤抵抗性てんかんとは

　一般に「1～2剤の適切な抗てんかん薬（AED）で1～2年間治療しても発作があるという場合には，難治てんかんの可能性を考慮して一度は専門医への紹介を検討すること」が推奨されています．難治てんかんであれば，てんかん外科治療の適応も考慮すべきだからです．もちろん，その前に「てんかんの診断」が本当に正しいのか改めて確認します．またコントロール不良な経過のように見える「見せかけの薬剤抵抗性てんかん」ではないこともチェックします（表2[2]）．たとえば心因性非てんかん発作（PNES）の合併や，てんかんタイプの診断の誤り，アドヒアランス不良，不適切な薬剤選択などです．

表2　見せかけの薬剤抵抗性てんかんの種類

診断の誤り
・非てんかん性の発作の診断の誤り
（特に，失神や不整脈，心因性非てんかん発作など）

適切な薬剤選択がなされていない場合
・てんかん分類や発作型分類の判断の誤りによる薬剤選択エラー
（たとえばミオクロニー発作にカルバマゼピンを選択するなど）

薬剤選択は問題ないが薬剤抵抗性の場合
・投与量が不十分で血中濃度が低い
・相互作用による血中濃度の低下（不適切な他剤併用）
・薬剤の耐性化（ベンゾジアゼピン系薬剤）

適切な薬剤選択かつ投与量も十分だが薬剤抵抗性の場合
・病態への理解不足でのアドヒアランス不良
・薬剤への過度な不安によるアドヒアランス不良
・アルコールや薬物依存による発作誘発やアドヒアランス不良
・薬の服用時間が不適当（夜勤などによる不規則性も含む）
・生活のリズムが不規則

（文献2を参考に作成）

　ただし，見せかけの薬剤抵抗性てんかんと真の難治てんかんの

鑑別はしばしば困難です．その鑑別作業は（外科治療の適応判断も含めて）専門医に任せてもよいと思います．実際に，心原性の失神をてんかんと初期には診断していたケースや，PNESを難治てんかんと診断して他剤併用での治療を行っていたケースなど，私自信も経験したことがあります．てんかん診療で大事なことは，根拠のない自信を持たないことであり，自分だけは大丈夫という正常性バイアスとの戦いだと感じています．また一人で抱え込まずに他職種合同のカンファレンスなどで症例相談することも大事です．

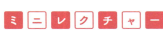

特発性全般てんかんでも難治のパターンがある？

　素因性（全般）てんかん熱性けいれんプラス［genetic（generalized）epilepsy with febrile seizures plus：GEFS＋］とよばれるタイプがあります[3]．通常，IGEは，治療反応性が良好ですが，ときに薬剤抵抗性であることも経験します．そのようなケースでは，このGEFS＋も鑑別に入れましょう．

　そもそも熱性けいれん（febrile seizure：FS）とは，生後6か月から5歳頃までの幼児期における38度以上の熱発に随伴して生じる発作です（発熱以外に発作の誘因や病因がないことが前提です）．通常，熱性けいれんは6歳を過ぎると無くなるのですが，6歳以降となっても熱発時に発作があれば熱性けいれんプラス（febrile seizure plus：FS＋）を考えます．具体的には，6歳までに熱性けいれんを頻回に起こし，6歳以降となっても有熱時の発作が続く，あるいは無熱性の全般強直間代発作が生じるてんかん症候群（熱性全般発作を引き起こす症候群）です．このFS＋が家系内の2人以上にいて，さらに無熱性発作を認める場合にGEFS＋の可能性を考えます．GEFS＋の発作型の多くは全般性ですが，焦点性の発作を認めることもあります．またGEFS＋では家族内で，一人は全般てんかんのタイプで，もう一人は焦点てんかんというよ

うに，家族内でも不均一なケースもあります．

　IGE にしては難治な経過だと感じたら，FS の既往や家族歴を確認し，そして家系内あるいは個人内での発作型を複数認めるようなケースでは，この GEFS ＋の可能性も考えて専門医に紹介しましょう．

Column

薬剤抵抗性てんかん（drug resistant epilepsy：DRE）

　本書では「難治てんかん（refractory epilepsy）」という用語を使用してきましたが，てんかん診療ガイドライン 2018 では「薬剤抵抗性てんかん（DRE）」という用語が採用されています．薬剤抵抗性てんかんは「適切な抗てんかん発作薬を単剤あるいは多剤併用で副作用がない範囲の十分な血中濃度下において 2 剤を試みても一定期間（1 年以上もしくは治療前の最長発作間隔の 3 倍以上の長いほう）で発作を抑制できないもの」をさします[2]．なぜ「難治」という表現を使わないのかというと，治療で発作を抑制できないすべてのケースが「難治」にあてはまるわけではないからです．たとえば，年に数回発作があったとしても，その発作が軽度で日常生活に大きな支障をきたさないのであれば，「薬剤抵抗性ではあるが，難治ではない」と判断することができます．よって「薬剤抵抗性てんかん」は「難治てんかん」よりも広い概念だと考えてください．

文献

1) Gama AP, et al.：Impulsiveness, personality traits and executive functioning in patients with juvenile myoclonic epilepsy. Seizure 2020;82:125-132.

2) 日本神経学会（監），「てんかん診療ガイドライン」作成委員会（編）：てんかん診療ガイドライン 2018. 医学書院，2018.

3) Escayg A, et al.: Mutations of SCN1A, encoding a neuronal sodium channel, in two families with GEFS ＋ 2. Nat Genet 2000;24:343-345.

Chapter 2 てんかんだと思うけど，対応合ってる？

Case 9 診断後に発作が増えた若年女性

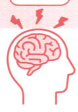

繰り返すけいれん発作で紹介となった若年女性です．内服治療を開始してもけいれん発作を繰り返し，また職場でのストレスや不眠も背景にあったため，てんかんではなく心因性の可能性もあるのでは？ と紹介された症例です．さらに本人の口数は少なく，問診でも苦労するケースでした．

紹　介　状

症　　例 20代前半の女性（社会人，独居）

紹介目的 てんかんでよいでしょうか？ それとも心因性？

紹介内容 高校を卒業して工場で勤務．職場でのストレスはあったものの生来健康だった．職場での検品作業中，フワッとした感覚ののちに意識消失し転倒した．倒れた音で周囲の作業員が気付き，近医の診療所へ自家用車で搬送．徐々に本人は覚醒したが，診療所内でけいれん発作が出現したため総合病院へ搬送された．病着時，発作は止まっており意思疎通は可能だった．経過観察のため入院し，脳波とMRIに異常はなかった．投薬なしでの経過観察の方針となったが，退院の直前で再び発作を認めたためレベチラセタム（LEV）が開始された．退院はできたが，職場からは「てんかんの患者は雇えない」と解雇された．職場の寮も退所させられ実家に戻ったが，その後もLEVの内服を継続しているにもかかわらず発作が再発した．

既往歴	特になし（熱性けいれんの既往なし）
内服薬	LEV 1,000 mg/day，エスゾピクロン 1 mg/day
家族歴	姉に小児期のてんかんがあるが，中学生以降は投薬なく発作もなし
最終学歴	高校，職業：工場勤務（現在は退職），未婚

初診時の問診ポイント

　20代初発のけいれん発作で，LEVの内服を開始しても発作を繰り返していますので，難治てんかんなのか，あるいは心因性非てんかん発作（PNES）を含めた「見せかけの薬剤抵抗性てんかん」なのか鑑別のための紹介でした．まずは本人の話を聞いてみましょう．

初診時の診察時の様子①

発作のことは覚えていますか？

…はい…

けいれんがはじまる前に感じた症状は何かありますか？

…ちょっとよくわかりません…

睡眠薬も出ているようですが，寝つきはどうですか？

Chapter 2 てんかんだと思うけど，対応合ってる？

 …寝れないですね…

 今，一番気になっていることとか，困っていることはありますか？

 ……

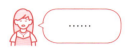 初診時のプロブレムリスト

①てんかん
　　s/o 特発性全般てんかん（IGE）
　　r/o 心因性非てんかん発作（PNES）
②不眠症（エスゾピクロン）

　上記を暫定的なプロブレムリストとしました．病歴では非誘発性に繰り返すけいれん発作があり，発作に再現性があるのであればてんかんをまずは考えます．ただし，てんかんだったとして，年齢的にまずはIGEを鑑別に入れますが，全般性か焦点性かの情報は不足しています．「起床直後の発作」や「光過敏性」などIGEの関連因子はありませんでした．いったんは「てんかん（分類は保留）」として，LEVの継続にて経過観察としましたが，今回のように治療をしていても発作を繰り返す場合は，心因性の可能性を常に意識しながら経過を追うことが大事です．この症例では次の2つに着目してフォローしました．

 ポイント

①なぜ抗発作薬を服薬しているのに発作を繰り返すのか？
②心因性の発作とした場合に矛盾点はないか？

Case 9 診断後に発作が増えた若年女性

１か月後に発作が再発して再診

後日，発作があったとのことで再診されました．自宅で母親との会話中に突然フリーズし，その後に全身性のけいれん発作になったようでした．再診時，本人は黙ったままで初診時よりさらに多くを話そうとしません．母によると全く眠れない状況が続いていて，食も細くなっているとのこと．心因性なのでしょうか？

実際の診察室の様子②

発作があったときのことは覚えていますか？

…あまり覚えてないです…

眠れてない日も続いているみたいですね．

…そうですね…

てんかんの治療をはじめる前，つまり働いていた頃は眠れていましたか？

大丈夫でした

てんかんの治療を受けるようになってからこの睡眠薬もはじまったのですか？

Chapter 2　てんかんだと思うけど，対応合ってる？

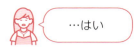…はい

ちなみに，朝起きたときの気分はどうですか？

…大丈夫です

落ち込むような感じとか，憂うつだなあとか，感じますか？

…ちょっとわからないです

食欲もないようですけど

…ないです…

解説

　初診時と比べるとさらに憔悴している様子でした．抑うつなどの気分障害の合併には注意が必要です．また紹介時の段階で不眠症で治療中であることは把握していたものの，てんかんの治療を開始して以降で睡眠薬が開始されたという点は確認を怠っていました．つまり元々は不眠で困ることはなかったわけですから，①てんかんという診断に対する不安などで眠れなくなっているのか，②てんかん発作がコントロールできていないから睡眠構築が悪いのか，③抗発作薬の副作用で不眠となっているか，などを考えなければなりません．逆に時系列的には「不眠症→ PNES」のような文脈は否定的といえます．そこでまずは薬剤性を疑

い，LEV は 1,000 mg/day から 750 mg/day へ減量としました．ただし発作の再発リスクがあり，そもそも心因性との鑑別もできていないため長時間ビデオ脳波モニタリングも含めた精査入院の方針としました．

入院後検査

脳 MRI

まず脳 MRI では海馬硬化症は認めませんでした（図1）．扁桃体はやや腫大しているようにも見えますが，左右差はありませんでした（矢頭）．

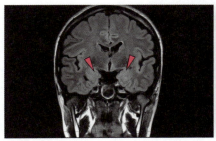
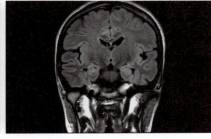

図1 脳MRI（FLAIR画像の冠状断）

脳波

次に長時間ビデオ脳波モニタリングも行いました．ただし発作間欠期の脳波は正常で，spike は認めませんでした．一方でモニタリング中に LEV を中止したところ，右下肢のけいれんからはじまり両側の身体に広がっていく発作［焦点起始両側強直間代発作（focal to bilateral tonic-clonic seizure：FBTCS）］を記録することができ，発作時脳波変化としての律動波が確認できました（図2）．拡大してみると Cz で位相逆転しているのがわかります（図3）．

Chapter 2 てんかんだと思うけど，対応合ってる？

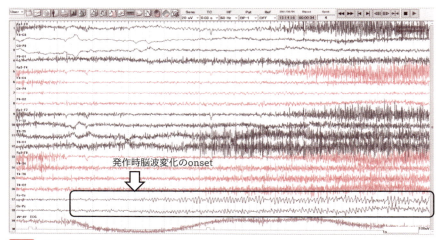

図2 発作時脳波変化（双極誘導）

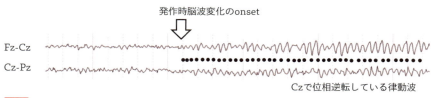

図3 発作時脳波（律動波）

　さらにモンタージュを SD 法に切り替えて確認すると，この発作時の律動波は Cz や C4 を中心とした律動波だとわかりました（図4）．つまり右半球の運動野から発生した発作活動であり，それに対応する左下肢からのけいれん発作として矛盾しません．

Case 9　診断後に発作が増えた若年女性

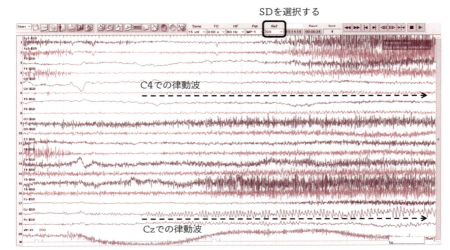

図4　発作時脳波（SDモンタージュ：図3と同ページをSDで表示）

～M～ 脳波発作の再現性を確認

　右下肢からはじまる発作症状と発作時脳波所見から，右前頭葉てんかん（MRI陰性の焦点てんかん）と診断しました．ただし，ビデオ脳波モニタリングで確認できた発作が，自宅でこれまでに認めた発作と同じ発作であるとまだ確定したわけではありません．そのため患者さんに改めて「過去の発作も全て左下肢からはじまっていたか？」と closed に確認すると「左下肢の強張ったような感覚が発作に先行していた」と自覚していたようでした．この病歴確認により今回の一連の発作が真の発作（前頭葉から発生している発作）であることが示唆され，PNESを否定することにもなりました．

 神経心理検査
(1) 入院中に評価した知能検査（WAIS-Ⅲ）

- 言語性IQ：54, 動作性IQ：59, 全検査IQ：52
- 言語理解：51, 知覚統合：57, 作動記憶：60, 処理速度：66

　全体として知能指数は低値で，特に言語理解が作動記憶や処理速度と比べて低

Chapter 2　てんかんだと思うけど，対応合ってる？

い結果でした．自分の発作について，特に左下肢の強張ったような感覚が発作のはじまりにあったことなど，詳細に言語化できなかったことも理解できます．

本例のその後

　当初は口数が少なく，病歴や本人の考えをうかがうのがむずかしい状況でした．ですが入院での精査を終えると少しずつ本人ともコミュニケーションが取れるようになりました．入院精査の目的はビデオ脳波モニタリングを行うことですが，そのプロセスは患者さんとの心理的距離を近づけることができるよい機会にもなります．検査を終えて本人の思いを確認してみました．

　本人の思い：
　・なぜこの年齢になって，てんかん発作が出るようになったのかがわからなかった
　・「なんでこうなったんだろう」と考えると，思考が停止して，何も手がつけられず，気がついたら1日中家でボーッとしていた
　・考えると眠れなくて，食欲もなかった
　・そもそも，てんかんは生まれつきの病気なのに．なぜ今まで健康だった自分がてんかんになったの？　と考えるようになった．

　本人の思いを要約すると，ある日から突如として発作が出現するようになり，唐突に告げられた「てんかん」という診断，それに続く「職場の解雇」，これらの現状を自分で消化することができなかったことが大きな問題のようでした．さらに「発作の再発」や「不眠症」が状況を悪化させていたのだと思います．また上記の「なぜ」について，担当医に早い段階で質問ができればよかったのですが，言語性IQの低さもあり質問としての言語化がむずかしかったのかもしれません．そして担当医からの病状説明を要領よく処理・理解することがむずかしかった可能性もあります．いずれにしても「自立できていたはずの自分の生活が突如として激変し，その状況に脳の処理能力がついてこなかった」が今回の経過の本質と思われました．そのため，不眠症がますます悪化し，発作の再発につながったのだと思われます．

Case 9　診断後に発作が増えた若年女性

本例での対応

　本例には時間をかけて，また小分けにして病状を説明しました．これにより，徐々にてんかんという疾患を理解できるようになり，本人も物事を前向きに捉えられるようになりました．当初は自宅で引きこもっていましたが，自分でハローワークに通い，自分に合った就職先（多くの人とコミュニケーションをとる必要のない職種環境）を見つけることができました．現在は社会的自立を再獲得し，また睡眠薬も不要となりました．抗発作薬は LEV からラコサミド（LCM）に切り替え，発作の再発はありません．LEV が不眠や気分障害の一因になった可能性もありますが，経過が好転したことは，薬剤変更のおかげではなく，前述のように本人のアドヒアランスの向上と「てんかんへの理解」が寄与したのだと思います．

本例からの学び

　本例ではてんかん発作を抑制することだけを目指していては，決してうまくいかなかったはずです．また不眠や不安の症状ばかりを問題視していれば，精神科系の薬剤が増えていくばかりだったかもしれません．本例のように普通科の高等学校を卒業し社会人として勤務している成人であっても，知能指数が低いケースがあり，一般的な病状説明の方法では，十分な理解が得られないことがあります．そもそも『何を理解できないのか』を患者自身が整理できていませんでしたし，自身の疑問の言語化が不得意でした．

　てんかんであるという正しい臨床診断を導き出すという目的だけであれば，ビデオ脳波モニタリングでの検査入院は必須ではなかったでしょう．ですが入院を契機に患者さんとのラポールが少しずつ形成され，転帰が変わったきっかけになったのではないかと思います．てんかんの理解で患者自身が強くなった，そう感じた症例でした．

てんかんは，何を治療するのか

　てんかんの薬物療法では抗発作薬（anti-seizure medication：ASM）を使用します．その目指すところは文字どおり発作の完全抑制です．ですが発作だけをみていても治療はうまくいきません．なぜなら，てんかん患者の生活の質（QOL）は発作の頻度と相関性が乏しいことが知られているからです．つまり発作の頻度の大小だけでてんかん患者のQOLが規定されるわけではなく，むしろ，不安，抑うつなどの気分障害の程度，さらには薬の副作用の程度がQOLと負の相関があるとされます[1]（図5）．

　内服治療でてんかん発作を抑制することは可能です．ですが，てんかんをもっているという事実そのものを薬によって消しさることはでき

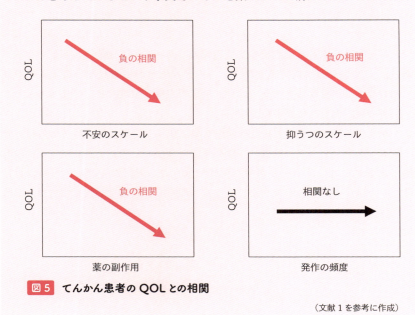

図5　てんかん患者のQOLとの相関

（文献1を参考に作成）

Case 9 診断後に発作が増えた若年女性

ません．患者さんの中には「てんかんと診断された自分」という事実認識が存在します．そのため目に見える発作を消失するだけでは，てんかんを抱えているという「患者人生の不安材料」は消えないのです．

てんかん患者がてんかんとともに生きていくためにどうすればよいかというと，まずは疾患の正しい理解が欠かせません．なぜなら多くの場合，将来の見通しがつかないこと，つまり情報不足が不安を生むからです．この情報不足に起因した不安を解消しない限り，患者さんのQOLは決して好転化しません．発作を抑制し，薬の負担をなくし，正しい知識とともに不安を解消していく，つまり，脳の慢性疾患であるてんかんの治療には全人的なアプローチが求められます．

文献

1) Gilliam FG, et al.: Systematic screening allows reduction of adverse antiepileptic drug effects: a randomized trial. Neurology 2004;62:23-27.

Chapter 2 てんかんだと思うけど,対応合ってる?

Case 10 てんかん重積状態で頻回にICU管理した難治てんかん

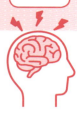

けいれん発作が止まらず搬送された30代女性です.発作型には強直発作などの運動発作があり,前頭葉てんかんとして治療を強化するも,てんかん重積状態で搬送されることがたびたびありました.発作時には酸素化が顕著に低下するため,持続鎮静での管理も要し,難治てんかんとして外科治療を考慮した症例ですが,その転帰は?

紹 介 状

症　　例 30代の女性

相談内容 前頭葉てんかんとして治療していますが,非常に難治です.しばしばてんかん重積状態(status epilepticus:SE)になって救急搬送されます.これまでに鎮静を要したSEが何度もありました.すでに抗発作薬は4剤を併用していますが,内科的には限界と思われます.根治術としてのてんかん焦点切除術の適応はいかがでしょうか.

家 族 歴 特記事項なし

既 往 歴 特記事項なし

生 活 歴 息子と2人暮らし,飲食店を経営(てんかんと診断されてからは禁酒)

初診時の問診ポイント

　難治てんかんの治療方針に関する紹介でした．病歴がとても長いので，3つの期間に分割して提示したいと思います．4剤を併用しても発作が止まらない難治の経過をみていきましょう．なお，以下は紹介時点でのサマリーです．

- 臨床診断：焦点てんかん（前頭葉てんかん疑い）
- 発作型：過運動発作（hyper-motor seizure）
- 発作間欠期脳波：前頭部に高振幅鋭波
- 発作時脳波：未評価
- 脳MRI：異常なし
- 抗発作薬（1日量）：ラモトリギン（LTG）400 mg，レベチラセタム（LEV）2,000 mg，トピラマート（TPM）300 mg，クロバザム（CLB）10 mg

 ### 病歴1　当初はJMEという診断だった

 　30歳頃から年に1回の頻度で全身性のけいれん発作を認めるようになった．当初は短い発作だったが，35歳頃には救急搬送されるようになった．搬送先のA病院で，てんかんと診断された．10代の頃に「起床後に上肢がピクっとなることがあった」という情報も参考に，若年ミオクロニーてんかん（JME）と判断し，LTGが開始された．退院後も半年で3回のけいれん発作があり，LEV 1,000 mg/dayが追加された．その後にLEVを2,000 mg/dayまで増量したが，発作で再入院した．LEVは無効と判断し，バルプロ酸（VPA）800 mg/dayに切り替えたが入院中にも強直性の発作を繰り返したため，プロポフォールでの鎮静を行い，脳神経内科のあるB総合病院へ転院した．

Chapter 2 てんかんだと思うけど，対応合ってる？

> **解説**
>
> 　30代で全身性のけいれん発作を認めるようになり，救急病院に搬送されるようになった女性です．「10代の頃の朝のピクつき」というキーワードから，JMEという初期診断に至っています．しかし実際はJMEではなく，その後も難治に経過しています．ここではJMEと間違えないようにするためのピットフォールを紹介します．
>
> ### (1) ミオクロニー発作と全般強直間代発作（GTCS）はセット
>
> 　JMEとしてのコントロールが悪化したのであれば，JMEのメインの発作型であるミオクロニー発作も同様に悪化しているはずです．そのため，JMEと診断する前に，「最近も朝のミオクロニー発作が悪化しているかどうか」を確認する必要があるでしょう．JMEではミオクロニー発作のコントロール不良の延長線上に全般強直間代発作（GTCS）があると考えましょう．
>
> ### (2) JMEのコントロールを悪化させた因子は？
>
> 　JMEの多くは10代で発症します．そして原則として進行性の疾患ではありません．一部のJMEでは長期的に難治となりますが，そのような症例はそもそも発症当初から頻回にGTCSを繰り返していたというパターンが多いです[1]．そのため，JMEという診断が正しいのだとしても，本例ではなぜ30代になってから発作コントロールが悪化したのか？　すなわち，コントロールを悪化させている他の要因（見せかけの難治てんかん）の鑑別が必要となります．実際にこの症例では，次の病歴2に示すように前頭葉てんかんと診断が見直されました．

病歴2　前頭葉てんかんへ治療をシフト

> 搬送先のB病院でさっそく鎮静下で脳波を確認したところ，両側前頭部に尖った高振幅波を認めた．そこで，前頭葉てんかんと診断が見直され，VPAを中止し，ホスフェニトインの点滴投与に加えてラコサミド（LCM）を開始し鎮静から離脱した．その後は

Case 10 てんかん重積状態で頻回に ICU 管理した難治てんかん

LCM を主体とした管理で安定し，外来フォローを継続した．

36 歳時より再び全身性のけいれん発作が出るようになった．多いときには週1～2回で繰り返したため，LTG が追加されるも，救急搬送されることはその後も続いた．

発作としては「手足の激しい動きを伴う発作」が断続的に生じるもので「首を横に振るような動き」もみられ，発作中に SpO₂ が80％代まで低下することもあった．ジアゼパム（DZP）5 mg の静注で発作は消失するものの，15分後には同様の発作が再燃するため，てんかん重積状態として再入院し，ミダゾラム（MDL）での持続鎮静を開始した．

解説

　B病院へ搬送され，全般てんかんではなく，焦点てんかんとして治療を切り替える方針になりました．VPA から CBZ にシフトすることでいったんは落ち着いたようにみえましたが，再び発作を繰り返すようになりました．もうおわかりだと思いますが問題は，この発作が「真のてんかん」なのかに尽きます．つまり PNES（psychogenic nonepileptic seizure）かどうかです．病歴を冷静に，客観的に読み進めば心因性が鑑別に出てきますが，現場ではどうでしょうか？　毎週のように搬送され，激しいけいれん発作とともに SpO₂ も低下します．心因性か？　という命題よりも，まずは目の前の ABC（気道・呼吸・循環）の安定や鎮痙をはかるしかありません．そして病歴上はまだ先の話ですが，本例は最終的に PNES と診断されました．当時の ER では大変苦労したと思いますが，実は「てんかん」は全くなかったのです．PNES については後ほど解説しますので，もうしばらく「現場の臨床」という病歴を追ってみましょう．

　なお，病歴2の中で認める「首を左右に激しく振る動き」は PNES の特徴の一つとされます．典型的には目を強く閉じて，図1のように激しく左右に首を振ります．PNES の特異度87％とする報告もあります[2]．

Chapter 2　Case 10

145

Chapter 2　てんかんだと思うけど，対応合ってる？

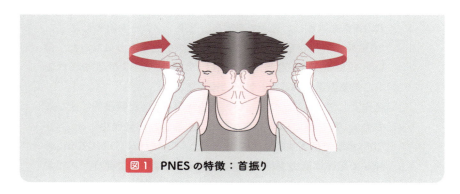

図1　PNESの特徴：首振り

Column

ベンゾジアゼピン系の使い分け

　発作時の第1選択薬としてDZP，MDL，ロラゼパムがあり，これらの3剤をどのように使い分けるかという質問をしばしば受けます．

(1) ロラゼパム
　まずロラゼパムですが，発作を止める効果はDZPと同等で，さらに効果が4〜12時間も持続します．つまり，投与後の発作の再発リスクが少ないというメリットがあります．またDZPより呼吸抑制が少ないとされます．ただしロラゼパム（ロラピタ®）は冷蔵保存が必要なためアクセスが悪いです．

(2) ジアゼパム（DZP）
　対してDZPは救急カートに常備されている施設も多いでしょうし，汎用性が高いです．私もよく使います．効果発現も早いですが，脂肪組織に再分布するため，効果の持続時間は約20分で切れてしまいます．そのため，私はけいれん発作でDZPを使用するときは，2nd lineとしてのホスフェニトインやLEVとセットで使うことがほとんどです．

（3）ミダゾラム（MDL）

　MDLはDZPと同様に速やかに効果を発揮します．さらに，鼻腔や口腔内，筋肉への投与が可能です．ルート確保が困難なケースでの汎用性があるでしょう．ただし，中枢神経系での半減期は短いです．そのためMRIの撮影のために鎮静が必要なケースではMDLを使用することが多いです．なお，MDLはてんかん重積状態への持続静注の保険適応があります．ただし適応がある薬剤は「ミダフレッサ®」です．

病歴3　繰り返す鎮静加療

> MDLを減量すると発作が出現したためMDLとチオペンタールの併用にて再鎮静し，同時に経鼻胃管から内服薬としてTPMを追加し，LEVは3,000 mg/dayまで増量したところ，24時間の鎮静を経て抜管することができた（この段階までは前頭葉てんかんだと考えていた）．しかし一般病棟に移ってから今度は不規則な動きの発作が続くようになった．左右の手足を小刻みに揺らしながら，軽度の酸素化の低下を伴いつつ，1時間以上も持続する発作だった．どんどん激しくなっていくというよりも，激しくなったり弱まったりと，変動しながらも持続する発作だった．DZPの静注を行うと一時的な効果は得られたが，また再燃する状況だった．しかしバイタルサインは酸素投与などで保たれていたため，一般病棟での管理の継続とした．

解説

　ここまでの病歴を整理しましょう．もともとは社会的に自立している成人例ですが，激しい発作症状で救急搬送されます．救急外来レベルでのジアゼパム投与のみでは一時的な効果しかなく，ICUでの鎮静加療を要する発作がこれまでに何度もありました．難治性の前頭葉てんかん

Chapter 2 てんかんだと思うけど，対応合ってる？

> として対応し，ようやく一般病棟で管理できるようになったものの，今度は新たな発作を連日で認めるようになった，という経過です．つまり一向によくなっていません．そして，最終的には「ダラダラと変動性に間延びした発作」が続くようになり，本例はようやくPNESと診断されることになります．では果たしてこの症例ではどこのタイミングでPNESと判断すべきだったでしょうか？　一度ここでPNESの総論を整理していきたいと思います．

Note. てんかん診療に強くなる

心因性非てんかん発作（PNES）とは

　PNESとは「突発的に生じるてんかん発作に類似する種々の精神および身体症状でもあるが，身体的生理学的発症機序をもたないもの」と定義されています．つまり「**真のてんかん発作のように突発的に出現する発作だが，その病態はてんかん性ではなく，心因性のもの**」です．PNESの診断や除外は決して容易ではありません．一つの理由に，PNESは単独で存在する場合もあれば，真のてんかんに合併する場合もあるからです．またそもそも，PNESという概念は，てんかん発作と間違えやすい発作，という観点から成り立っていますので，その概念そのものがミミックな存在といえます．そのためPNESは誰でも間違えうる，とまずは認識しましょう．それでは疫学から整理していきます．

1．PNESの頻度

　一般外来におけるてんかん疑いの約10％に，てんかん専門外来では約20％にPNESを認めるとされ，また長時間ビデオ脳波検査を受けるようなコホートに限れば20〜40％と，てんかん診療においてPNESは決して稀ではありません[3]．

2. PNESに特徴的な背景因子は？

　小児から高齢者まであらゆる世代でPNESを起こりえますが，最も多い世代としては15～35歳くらいのAYA世代です．特に，女性に多くみられ，学習障害や軽度の知的障害があるケースで認めやすいという特徴もあります[4]．

3. 高齢者のPNESの診断は慎重に

　高齢者での新規発症のPNESは稀です[5]．そのため，もし高齢者でPNESを疑う症状が新規に出現した場合は，むしろ脳血管障害や，脳炎，代謝異常などの器質因の除外が優先されます．また高齢発症の精神疾患の検索も必要であり，不眠症や不安症などの気分障害の既往はそのリスクが高いかもしれません[6]．

Chapter 2 てんかんだと思うけど，対応合ってる？

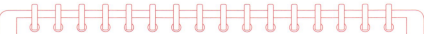

Note. てんかん診療に強くなる

PNESに特徴的な発作症状

　前述のようにPNESの診断はとてもむずかしく，専門医であっても間違えます．そもそも，真のてんかん発作があってもなくてもPNESは存在します．そのため「器質の同定＝PNESの除外」や「器質の除外＝PNESの診断」という表裏の図式は成立しません．真のてんかんとPNESをそれぞれ区別できるようになりましょう（表1）．

表1　てんかん発作とPNESの違い

	てんかん発作	PNES
発症様式	突発性	徐々にはじまる
意識消失の持続時間	多くは数十秒〜数分単位	長い（5分以上）
発作前の特徴	てんかん分類ごとの「前徴」あり 睡眠中でも発生する	心理的負担 睡眠中には発生しない
発作症状 （全身けいれん）	持続は数秒以上（多くは2分以内） 意識消失と同時に出現 開眼していることが多い	左右同期しない動き 頭や体を左右に揺らす 発作中の閉眼 発作中に泣きだす 細かいふるえ
随伴 ・尿失禁	頻度は高い	ありうる
・舌咬傷	特異性高い（舌縁を咬む）	外傷もありうる
意識の回復	徐々に回復	様々
発作後の状態	錯乱，頭痛は高頻度 筋肉痛は特異性高い 失語や局所神経症状を認めることあり 顔や頸部に発作後点状出血	見かけ上の意識障害が遷延する（閉眼して反応しない）

1. 持続時間の違い：PNES は長い

　てんかん発作は持続が短く，PNES は長い，と覚えて下さい．てんかん発作は，突発的に出現し，数十秒単位や数分単位で持続します．発作型にもよりますが，せいぜい持続しても 2〜3 分です．対して **PNES では，いつの間にか徐々にはじまり，そして，だらだらと持続し，変動性の経過を示します．「終わりそうで終わらない」という表現が PNES には合っていると思います**．PNES の約 8 割では 20 分以上の遷延性の経過をたどります[7]．

　てんかん発作では発作後に眠ってしまうことがしばしばありますが，ここで議論している「持続時間」はけいれんなど発作の陽性所見の時間だと考えましょう．また PNES より，てんかんのほうが発作後に睡眠に移行しやすいため，「発作のはじまりから覚醒するまでの持続時間」では両者の鑑別には不向きでしょう．

2. 出現する時間帯：PNES は睡眠中に出現しない

　原則として，睡眠中に PNES は発生しません．よって，もし就寝中にけいれん発作があったとすれば，てんかんと PNES という鑑別という点では，ほぼ PNES は除外できます．ただし，深夜にけいれん発作があったからといって，それが就寝中だったとは限りません．患者自身が「寝ていた」と報告しても，それは実際の睡眠時を意味しませんので，問診だけでの判断ではミスリーディングとなる可能性はあります．

3. PNES らしい 5 つのパターン

　PNES を支持する重要パターンを覚えましょう（表 2）．ただし，いずれの所見も PNES で認めやすいというだけで，確定的なあるいは特異度が高いというわけでもありませんのでたとえば「発作中に閉眼していた，だから PNES だろう」という短絡的な解釈はできません．よって臨床では，PNES らしさがどれだけたくさんあるかで判断します．たとえば**「閉眼した状態で，手足をバタバタ動かし，涙を流しながら，かつ首を左右に回旋させる発作」**は PNES に典型的です．もちろん，誤診を避けるため，てんかんと PNES のボトムアップ・トップダウンで総合的に考えましょう．

表2	PNESをを疑ってもよい症候

・20分以上の発作や，動揺性の症状
・発作中の閉眼
・発作中の首振りや，非同期性の動き
・閉眼したまま反応しない，開瞼への抵抗
・外傷が少ない，けいれん中にSpO_2が低下しない

またPNESには「無応答で刺激にも反応しない」という焦点意識減損発作（FIAS）に類似した非運動性の発作パターンもあります．このときには**閉眼していることが多く，強制的に開眼させようとすると抵抗**します．入院中や，自宅であっても介護者が近くにいるような状況であれば，PNESの発作に先行して，閉眼して動作が停止する「擬似睡眠状態」を呈することがあります．この寝ているような無反応状態に，看護師や介護者が気がつくと，次第にPNESの発作，つまり陽性症状が出ます．

PNESの診断にはビデオ脳波モニタリングは必要となるケースも多いので，最終診断は専門医に任せてよいと思いますが，ルーチンとして「眼」「頭位」「姿勢」「同期性」「回転性」「経過」の6つをチェックするようにしましょう[8]（図2）．

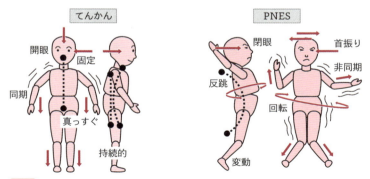

図2 PNESを6つのポイントでチェックする

（文献8を参考に作成）

4. PNESと過剰診断しうるパターン

PNESの特徴だと思ってしまうミミックを紹介します．

①発作中の閉眼の注意点

　真のてんかんでも閉眼する場合があります．たとえば，一側優位に顔面のけいれん発作を認めた場合，そのけいれん症状によって閉眼して見えることがあります．もちろん，その場合はけいれんを認めている側優位に閉眼しており（図3），顔面の表情筋の引きつれを伴っている点が特徴です．

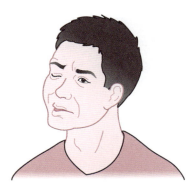

図3　片側性の顔面けいれん
片側性の顔面のけいれんでは，けいれん側優位に引きつれて閉眼する

②非同期性の注意：過運動発作との鑑別

　PNESでは首を左右に振りながら，手足をバタバタと動かす発作を認めます．この首振りは，PNESの感度6割，特異度が8割弱とされています．手足をバタバタと動かす症状も，**左右の四肢の動きに同期性がないものはPNESの特徴**です（特異度は9割程度）[9),10)]．ただし非同期性であっても，バタバタと激しく動かす発作は，真のてんかん発作である過運動発作（hyper-motor seizure）との鑑別が問題となります．鑑別ポイントは，過運動発作は前頭葉由来の発作であり，多くは1分以内と持続が短い点です．そう考えると，そもそもわれわれ担当医が過運動発作に直接遭遇する機会は少ないと思います（加えて，前頭葉てんかんは就寝中に出現しやすいため，なおさらです）．つまり，「**担当医が発作に遭遇していて，非同期性に手足をバタバタさせるような動き（強直間代発作とは異なるパターン）が遷延している**」のであれば，過運動

発作よりも PNES のほうが考えやすいと思います．なお，バタバタさせながら後ろにのけぞる姿勢異常（後弓反張）も PNES を示唆するとされていますが，十分なエビデンスがあるわけではありません．たとえば私は抗 NMDAR 脳炎の症例で見たことがあります．（図4）．

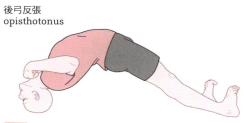

図4　PNESの特徴？：後弓反張

③発作中の感情表現

　発作中の「泣き」も PNES の特徴の一つです．特に**両目を強く閉じて，首を振りながら，涙も流しながら**，というのは PNES の典型的な症状です．ただし「泣き発作」という真のてんかん発作もあるので「発作中に泣いていれば PNES」は成立しません．側頭葉てんかんなどで，感情中枢のある辺縁系に発作活動が及べば，感情性の発作（emotional seizure）としての泣き発作や笑い発作を認めます．この泣き発作のポイントは，発作のはじまりから泣く／笑う点です．対して，PNES であれば遷延する発作の過程で泣きはじめますので，泣きはじめるタイミングが両者では異なります．

④外傷の有無で診断はできない

　外傷は一般に PNES では少ないですが，PNES でも外傷を伴わないわけではありません．たとえば，舌咬傷は真のてんかんでも PNES でも認めます．前者では，舌の側面での咬傷が多く，後者では舌尖に多いという違いがあります．また，失禁の有無やバイタル変化も，あくまでも参考情報です．PNES の程度が強ければ失禁することもあるし，今回の Case10 のように顕著な息こらえにより PNES で SpO_2 が低下することもあります．

本例のその後

　だらだらと持続する発作からPNESとようやく判断し，抗発作薬の減量を開始しました．まずは最後に増量したTPMから漸減中止しました．というのもTPMの増量過程でPNESが増悪した可能性があり，メンタル面でも薬剤の負担があった可能性があったからです．また，薬剤整理に加えて患者本人への病状説明の機会もこまめに設けるようにしました．本人には以下のように説明しました．

　「確かに発作はあって，その発作はとてもしんどい発作だと思います．ですがこの発作はいろいろと検査をしたところ，どうやら抗発作薬が効かないタイプの発作のようで，いわゆるストレス発作ともいえるタイプです．抗発作薬はおそらくほとんど効果がなく，むしろ副作用の心配もあるので減量していきたいと思います．実際にこの発作は出現するととても辛いと思うけど，その発作が出てしまっていること自体は安全なので(脳に後遺症を起こすような心配はないので)，その点で不安になる必要はありません．薬を減らしていき少しずつ落ち着いてくると思いますので時間をください．」という内容です．そして，病棟のコメディカルスタッフとも情報共有することでチームとして支持的に接することでラポール形成を図り，PNESは徐々に落ちつき入院から2か月後には自宅退院しました．

　その後の外来でも薬の減量を継続し，半年後にはすべての抗発作薬を中止することができました．つまり，この症例にはてんかんの合併はなく，PNES単独の症例だったということになります．抗発作薬を中止したのちには，睡眠薬も不要となりました．過剰な抗発作薬の併用が不眠に影響していた可能性すらあったことになります．最終的に内服薬をすべて中止することができましたので，外来通院も終了となり，その後に救急外来に搬送されることもありませんでした．ここまでの劇的な変化はレアケースかもしれませんが，薬剤整理ができたことに加えて，PNESでの「認知の歪み」が修正されたことによる転帰だと思います．つまり「患者自身に変わってもらう治療」でした．詳細は別の項目で説明しますが，この認知の歪みを修正する治療には認知行動療法がありPNESに対して有効性が示されています[11]．

Chapter 2　てんかんだと思うけど，対応合ってる？

 症例の振り返り

（1）どこでPNESのフラグに気がついたか？

　PNESでは正しい診断に至るまでに時間がかかることはめずらしくなく，平均7年も要したという報告もあります[12]．認知バイアスに陥ってしまうと，それまでの診断を覆すことは容易ではありません．そこで，PNESを疑うべきフラグを覚えておきましょう（表3）[13]．実際の臨床でも，PNESのフラグはいくつも立っていることがよくありますが，問題はそのフラグに気がつけるかです．

表3　PNESを疑う文脈や背景のポイント

主訴	・患者の訴えに一貫性がない，具体性がない
発作型	・複数ある（再現性が乏しい）
背景因子	・精神疾患や虐待の既往 ・てんかんの家族歴 ・てんかんにかかわった経験がある
病歴	・てんかんの診断根拠が不確か ・外傷など発作による障害の既往がない ・患者が一人の時だけに発作が起きる ・誰かが近くにいる時だけ発作が起きる
治療	・抗発作薬の追加や増量で，発作が増えたり強まる

（文献13を参考に作成）

（2）一貫性や診断根拠の乏しさはないか？

　まず病歴としては，PNES患者では訴えに一貫性がありません．よって発作型が複数あるのもPNESの特徴です．

　また改めて今回のケースを読み解くと，「てんかん」という診断根拠がとても不確かでした．10代に認めていたとするピクつきがミオクロニー発作だったのか不詳であり，その後の経過もJMEとしては矛盾します．またその後に前頭葉てんかんと診断が見直されましたが，その根拠は脳波での前頭部の徐波でした．文字に起こして改めて振り返ると発作の3原則を満たしていないし，「てんかん」という診断がいかに曖昧だったかがわかります．ですが「てんかんも合併しているかもしれない」という医療者側の懸念により，たとえば，発作の一つをPNESと判断できたとしても，それ以外の発作型は真のてんかん発作なのではないか？という疑念が生じます．さらには，見逃したくない，てんかん重積状態に進展

してはいけない，という防衛思考が診断的治療としての抗発作薬の追加や脳波の過剰診断につながってしまいます．

（3）発作に遭遇したら再考のチャンス

発作に遭遇したら，むしろそれは診断を見直すチャンスです．なぜなら真のてんかん発作より，PNES のほうが遭遇機会は高いからです．もし病室などで実際に発作対応をしたのであれば，初期対応はしつつも，もしかするとそれは PNES かもしれない，と同時に考えてみましょう．

（4）そこは「見つけてくれる場所」か？

患者さんが1人でいるときにだけ発作がある，というのも PNES のフラグです．ただし，ここで大事なのは，1人でいるときの「場所」です．なぜなら，私見ですが，いつかは誰かが見つけてくれるはずの場所でなければ PNES は起きないからです．病室や自宅のどこでもよいのですが，共通なのは「誰かが必ず見つけてくれるはずの場所」です．病室で PNES を起こしやすいのは，看護師が物音に気がついて駆けつけてくれる「場所」だからです．逆に，極端な例をあげるとすれば，金曜日の夜に1人で倉庫で残業していたとします．週末は誰も休日出勤することがないので，もしそこで発作を起こして倒れたとしても月曜日の朝まで誰かに気づいてもらうことはありません．そんな状況で PNES は起きにくいです．つまり，誰も出入りしない場所，そこに自分がいることを誰も他に把握していない場所，もしそこで発作が起きても誰も助けてくれることはない場所で PNES は起きないのではないかと思います．さらに極端ですが，「もし患者自身が人類最後の1人になったら，てんかん発作は起こるとしても PNES は起きないのではないか？」とも考えます．

（5）発作が増えれば，むしろ再考のチャンス

抗発作薬を追加した後にむしろ発作が増える場合も，PNES のフラグと考えましょう．これはよくあるパターンなのですが「やはり，最重症の難治てんかんだ」と考えてしまいがちです．

（6）PNES の予測スコア

PNES のフラグに気がつくことができれば，予測スコアにもあてはめてみま

しょう．The rule of 2s（表4）での「2以上」がすべてあてはまると陽性的中率は85％と報告されています[14]．ただし，あまり精度が高くはありませんし，私としては「発作を2回以上目撃した」や「20分以上の持続」などの因子を追加してみるとよいのではないかと思います．なお，PNESの診断確定（documented PNES）にはビデオ脳波モニタリングが必要です[15]．

表4　The rule of 2s

① 週に「2回以上」の発作がある
② 脳波検査は「2回以上」で正常だった
③ 抗発作薬を「2種類以上」使用しているが抵抗性

ここまで紹介したPNESの特徴やフラグを活用すれば，PNESのスクリーニングに役立つと思いますが，共通していえることは「安易に抗発作薬を開始追加しない」です．

ポイント

- PNESは疑うところからはじめる
- てんかん発作とPNESの発作症状の違いは6つのポイントで判定
- 患者背景や臨床経過でPNESのフラグを見逃さない

Note.　てんかん診療に強くなる

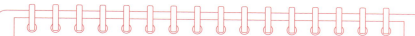

ここではPNESと診断できたあとに，どのように治療介入すべきかを解説します．PNESの治療で最も大事なことはPNESのタイプ分けに応じた治療設計です．PNESのタイプ分けには2つのポイントがあります（図5）．てんかんを合併しているかどうかと，知的障害があるかどうかで分けます．

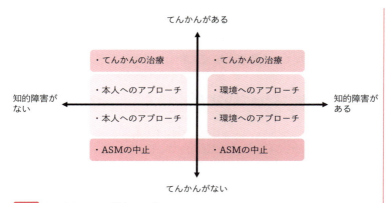

図5 PNES：タイプ別のアプローチ

　なお，原因や誘因のない PNES はおそらくないのだと思いますが，その理由が何か？　というと同定は容易ではありませんし，探れば同定できるようなものでもありません．背景にある多数の因子と PNES の出現との因果関係を証明することは困難なのです．そこで重要となるのが図5の PNES のタイプ分けで，「てんかんがあるか」と「知的障害があるか」に応じて PNES への対応を変えるとよいでしょう．

1．知的障害のある PNES

　知的障害があるため，前提として，この一群は自分が困っていることを他者にうまく伝えることができません．何かしらの陰性感情を効率よく表現できないのです．つまり悲しい感情や不安感，イライラなど，何かしらの訴えをうまく伝えることができず，その結果，PNES という表現で訴えることになります．そこで大事なのは，PNES を抑制することではなく，なぜこの患者さんが PNES を起こしているのか？　という考察です．多くは環境因子に関連します．たとえば，親しかった学校の先生が退職した，あるいは通いはじめた作業所でのトラブルや睡眠状況がよくない，などです．

　背景にある原因を探りつつ，家族や介護者（あるいは環境等を含

Chapter 2 てんかんだと思うけど，対応合ってる？

めた周囲）に何か改善できることはないかを相談します．つまり，治療は環境整備です．このタイプのPNESでは，**患者さんを治療するのではなく，介護者や環境に変わってもらいましょう**（表5）．

表5 「環境」に変わってもらう治療
STEP1.
てんかん発作ではないことを介護者に理解してもらう
（PNESが起きても脳に影響はないと，安心してもらう）
STEP2.
患者を取り巻く環境因子の中で，何が影響しているかを探してみる
STEP3.
対応できる環境因子から修正を試みる

　子育てをされた経験がある方は特にわかると思いますが，小さなお子さんの夜泣きの対応に近いように思います（夜泣きも一種のPNESとまではいいませんが）．赤子はただ泣きたいわけではありません．「眠たいのに眠れない」「寝心地が悪い」「お腹が空いている」「便秘がちで調子が悪い」「おむつが不快」などが理由だったりしますが，原因がはっきりしないので結局は何かできることはないかと周りが考えてあげるしかありません．これと同じようにPNESでも，何か環境面で改善できる点があるかを考えていきましょう．環境がうまくマッチすればPNESは容易に軽減・消失します．なお，てんかん発作もある場合は，抗発作薬での治療継続は必要ですが，抗発作薬の負担（眠気や倦怠感）には注意します．

2．知的障害のないPNES

　前述の知能低下がある症例であれば「環境」に変わってもらうしかありませんが，**知能が正常（あるいは軽度の障害）であれば「患者」に変わってもらうというアプローチになります**（表6）．そのために必要なものは患者さんの正しい「知識と理解」です．

　なお，このタイプに対する最大の悪手は，PNESと診断できしだいに「この発作はてんかん発作ではない」や「この発作は病気ではない」「てんかん発作ではないので，異常はない」と冒頭から

160

否定的に説明することです．正論ではありますが，**患者さんを論破しても何もよいことはありません**．そして，何よりも**本人の「発作」を否定する発言は逆効果**です．というのも，本人としては診断がてんかん発作だろうが PNES だろうが自分にとっては困った「発作」は困った存在に変わりないからです．それなのに医師からは「発作ではない」「病気ではない」「薬を使っても意味がない」といわれれば自分（の症状）や辛さ，訴えまでもを否定されたと受け取ってしまい，治療としては逆効果です．もちろん，いつかは正論を理解してもらわなければなりませんが，順番が違います．**まずは本人の訴えを承認すること．そのうえで正しい知識と理解を共有することからはじめましょう**．正しい理解を得た本人自らが最終的に「発作を否定」すればよいのです．てんかんを合併していればなぜてんかんを発症しているのか，てんかん発作はどこから起きているのか，今後てんかんはどうなっていくのかなど，その患者さんのてんかんの総論を伝えてあげましょう．そのうえで発作には 2 種類あることも伝えます．一つは「抗発作薬が有効な発作」で，もう一つは「抗発作薬が無効な発作」です．前者がいわゆるてんかん発作であり，後者はてんかんの薬が効かないタイプです．この薬が効かないタイプを「ストレス発作」などとよぶこともある，と伝えてもよいでしょう（私は京都大学の池田昭夫先生に教わりました）．そのうえで，ストレスとなっているものが何か，その対処にはどういったことができるのか，など一緒に考えていく姿勢を示すことが大事だと思います．つまり自分（担当医）は味方なんだよということを伝えなければいけませんし，そこが伝われば「薬を使っても意味がない」や「PNES が起きても支障はない，大丈夫」という説明も徐々に受け入れられてくるでしょう．このタイプは『**本人の認識が変わるようにアプローチすること**』，『**話の順番を間違えないこと**』，が大事です．適切にアプローチすれば PNES が消失することもよくあります．もちろん，てんかんがあれば過不足なく治療は継続します．

Chapter 2 てんかんだと思うけど，対応合ってる？

| 表6 | 「患者」に変わってもらう治療（てんかんに合併したPNES） |

STEP1.
　どの発作がてんかん発作とPNESなのか，まずは医療者が正しく判定
STEP2.
　患者に2種類の発作があることの説明
STEP3.
　2種類の発作どちらもしっかり治療していきましょうという方針の共有
　ストレスマネジメントなど，対策を一緒に相談

3．てんかんや知的障害のないPNES

　私は前述の「知的障害のある PNES」や「知的障害はないが，てんかんに合併した PNES」については，基本的に精神科に紹介していません．脳神経内科医として対応可能な範疇だと思うからです．たとえるなら「原因がある程度はわかっている軽度の抑うつ状態」や「職場のストレスなど原因が明確な機能性神経障害（functional neurological disorders：FND）」を脳神経内科医として対処するときの感覚に近いと思います．一方で，統合失調症や双極性障害などの精神障害があるときは精神科にも相談しています．これと同じように「てんかん」もなければ「知的障害」もない PNES というケースは，本格的な精神療法が必要なこともあり，精神科医でのフォローもお願いしています．「てんかん」もなければ「知的障害」もないので，なぜ PNES に至っているのかはとても複雑で，生育歴なども含めて長い病歴聴取が必要となり，通常の外来では対応がむずかしいでしょう．もちろん，抗発作薬がすでに投与されていれば，中止します．

Column

PNESは精神科医がみるべきなのか？

　PNESの診断がむずかしいことはすでに述べました．一方で，正しく診断ができても，それ以上にむずかしい課題がやはり「治療」です．てんかん発作や知的障害の有無に応じた治療介入が合理的ではあるものの，決して容易ではありません．そこで精神科医に協力を依頼することは多いと思います．ですが，あえての極論を申しますと，PNESと診断してそれを精神科に丸投げしても問題は解決しません．これは精神科医が役に立たない，と主張しているわけではありません．精神科医の協力は必要です．ですがPNESには救急対応も含めて多元的な対応が求められます．臨床の場をうまくマネージメントするには，主治医（脳神経内科医）が主導となり，精神科医や救急医，脳外科医，コメディカルスタッフと連携することが理想的です．PNES＝精神科の疾患という短絡的な思考はうまく機能しないでしょう．

　次に，もう少し基本的なデータからも俯瞰してみましょう．イギリスの都市部での救急搬送データによる解析では，けいれん発作で受診した成人患者のうち約11％は，心因性非てんかん性発作（PNES）と報告されており，ERでのコモンな主訴であることがわかります．また，PNES患者ではその診断や治療が遅れることで，心理・社会的な要因が複雑に悪化し，不必要な薬物介入による有害反応や患者QOL低下につながることもわかっていますので，早期の適切な治療介入が必要であることは自明です[16]．

　一方で，いざPNESの診断が下され，適切な治療介入が行われると，患者の医療機関の利用は劇的に減少することも知られています[17]．具体的には，PNESの診断後，救急外来の受診が50％近く減少します[18]．

　オーストラリアの研究では，PNESの診断までに繰り返される臨床検査や救急外来の受診費用，ICUの入院費用などに約200万円かかることが報告されています[19]．つまり，PNESの適切な診断と治療介入によ

Chapter 2　てんかんだと思うけど，対応合ってる？

り，患者 QOL だけでなく，社会としてのインパクトも顕著なのです．ま
さにピンチはチャンスであり，脳神経内科医としての力量が試されます．

文献

1) Pietrafusa N, et al.: Juvenile myoclonic epilepsy: Long-term prognosis and risk factors. Brain Dev 2021;43:688-697.

2) Syed TU, et al.: Can semiology predict psychogenic nonepileptic seizures? A prospective study. Ann Neurol 2011;69:997-1004.

3) Asadi-Pooya AA, et al.: Epidemiology of psychogenic nonepileptic seizures. Epilepsy Behav 2015;46:60-65.

4) Duncan R, et al.: Psychogenic nonepileptic seizures in patients with learning disability: comparison with patients with no learning disability. Epilepsy Behav 2008;12:183-186.

5) Behrouz R, et al.: Late-onset psychogenic nonepileptic seizures. Epilepsy Behav 2006;8:649-650.

6) Kellinghaus C, et al.: Non-epileptic seizures of the elderly. J Neurol 2004;251:704-709.

7) Dworetzky BA, et al.: Nonepileptic psychogenic status: markedly prolonged psychogenic nonepileptic seizures. Epilepsy Behav 2010;19:65-68.

8) De Paola L, et al.: Improving first responders' psychogenic nonepileptic seizures diagnosis accuracy: Development and validation of a 6-item bedside diagnostic tool. Epilepsy Behav 2016;54:40-46.

9) Syed TU, et al.: Can semiology predict psychogenic nonepileptic seizures? A prospective study. Ann Neurol 2011;69:997-1004.

10) Avbersek A, et al.: Does the primary literature provide support for clinical signs used to distinguish psychogenic nonepileptic seizures from epileptic seizures? J Neurol Neurosurg Psychiatry 2010;81:719-725.

11) Goldstein LH, et al.: Cognitive-behavioral therapy for psychogenic nonepileptic seizures: a pilot RCT. Neurology 2010;74:1986-1994.

12) Reuber M, et al.: Diagnostic delay in psychogenic nonepileptic seizures. Neurology 2002;58:493-495.

13) Reuber M, et al.: Psychogenic nonepileptic seizures: review and update. Epilepsy Behav 2003;4:205-216.

14) Davis BJ. Predicting nonepileptic seizures utilizing seizure frequency, EEG, and response to medication. Eur Neurol 2004;51:153-156.

15) Devinsky O, et al.: Differentiating between nonepileptic and epileptic seizures. Nat Rev Neurol 2011;7:210-220.

16) Dickson JM, et al.: Cross-sectional study of the hospital management of adult patients with a suspected seizure（EPIC2）. BMJ Open 2017;7:e015696.

17) Reuber M, et al.: Diagnostic delay in psychogenic nonepileptic seizures. Neurology 2002;58:493-495.

Case 10　てんかん重積状態で頻回に ICU 管理した難治てんかん

18） Razvi S, et al.: Newly diagnosed psychogenic nonepileptic seizures: health care demand prior to and following diagnosis at a first seizure clinic. Epilepsy Behav 2012;23:7-9.

19） Seneviratne U, et al.: Medical health care utilization cost of patients presenting with psychogenic nonepileptic seizures. Epilepsia 2019;60:349-357.

Chapter 2 てんかんだと思うけど，対応合ってる？

Case 11

電話対応ができなくなった焦点てんかんの女性

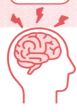

生来健康だった事務職員の20代女性です．ある日を境に，2か月のうちに3回のけいれん発作を繰り返しました．抗発作薬で発作の頻度は減りましたが，病前にはできていた仕事が思うようにできなくなり，退職も考えるようになりました．てんかんという診断が正しいのか，治療選択が悪いのか，あるいはメンタルの問題もあるのか．病態を考えながら進めていきましょう．

紹 介 状

症　　例　20代女性（右利き）

紹介理由　てんかんの診断でいいでしょうか？
不安症も疑います

病　　歴　大学卒業後，20代で事務職員として就職した．26歳時に初回のけいれん発作があった．特に誘因はなく，その後の2か月でさらに2回再発した．近医でレベチラセタム（LEV）が開始され，けいれん発作はほぼ消失した．ただし，この頃から職場で，以前のように事務対応ができなくなった．特に電話での受け答えがむずかしくなり，思うように言葉が出なくなった．日に日に不安が強くなり，もう仕事を続けることはできないと悩むようになった．息が詰まるような感じがして，診察室でも泣き出すことがあった．不安神経症として睡眠薬を処方されたが改善せず，当院に紹介となった．

既 往 歴	なし
生 活 歴	アルコール・喫煙なし
職　　歴	大学を卒業後，現在の会社に勤務（電話対応の多い事務職）
内 服 薬	LEV 1,000 mg/day，エチゾラム 0.5 mg/day

初診時の問診ポイント

　本例のポイントを整理しましょう．まず，紹介医の相談にもありますように「てんかんという診断が正しいのか」から確認していく必要がありますので，以下の点を問診で詰めていきましょう．

- けいれん発作はてんかん（強直間代発作）らしいか？
- どのような症状で，なぜ事務作業がむずかしくなったのか？
- 不安症状の病態は，元々の不安気質なのか，発作と関連するのか，あるいは薬剤性か？

実際の診察室の様子

けいれんについては誰か目撃した方はいますか？　どういった動きの発作だったのか確認したいのですが．

 けいれん発作は3回ありますが，よくわかりません．
家族もちゃんとは見ていなくて（注1）

　　注1：目撃情報がない場合は，発作の時間帯や覚醒までの長さなどの再現性を確認
　　　　します

Chapter 2　てんかんだと思うけど，対応合ってる？

病院に運ばれたようですが，どのタイミングから記憶がありますか？　救急車で運ばれているタイミングからでしょうか？

そうですね，気がついたら救急車に乗っていて（注2），まだボーッとしている感じでした

注2：てんかんではよくあるパターン

では，病院についた頃にはもうだいぶ意識があった感じですか？

はい，病院に着いて，いろいろ検査を受けたのは覚えています．はっきりとしていないところもありますが…

もろもろの検査では異常なく，帰ることになったんですね．帰る頃にはもう普通の状態でしたか？

そうですね，帰宅する段階ではいつもどおりでした．頭や体がだるかったです

2回や3回目の発作も，シナリオ的には似ていますか？　意識がだんだん戻ってくるタイミングなど

はい，気がついたら運ばれていて，病院についた途中からはっきり覚えていますので．同じだと思います．発作後の体のだるさなども毎回似ていました

168

Case 11 電話対応ができなくなった焦点てんかんの女性

あ，また発作があったんだ，という感覚ですか？

はい．あ，また起きちゃったのか，と思いました

今回の3回の発作とは別に，朝目覚めたときに，あれ？なんで口の中を噛んでいるんだろう？ とか，失禁していたことは最近ありましたか？

あ，ありました．舌を噛んでいて．最初は歯ぎしりかなと思ったんですが，同じことがもう一度あって．失禁もそのときはありました

薬（LEV）をはじめてから，そういったことはなくなっていますか？

そうですね，「朝起きて気付く症状」というのはなくなったと思います

解説

患者さんからの病歴聴取にて，発作の再現性が確認できました．また，これまでに起床時に気がついた身に覚えのない舌咬傷や尿失禁もあったということで，病歴での3回以外にも就寝中に発作が出現していた可能性があります．またLEVを開始後，これらのイベントはみられないようなので，てんかんらしさが高まりました．

Chapter 2　てんかんだと思うけど，対応合ってる？

事務作業がむずかしくなった理由

仕事がむずかしくなっているとのことですが，具体的に業務はどういった内容ですか？

電話でのやり取りです．途中で何だかよくわからなくなって，うまくメモも取れないし，喋ろうとしてもうまく話せなかったりして，テンパってしまいます．もう仕事をやめたほうがいいのかなって思っていて…

その症状のときは，意識はあるということですね？
手足の不自由さとか，過呼吸になることはありますか？

はい，意識はあります．
特に手足には何もなくて，過呼吸もありません

その『会話の内容が理解できない』というのは，『思っている言葉がうまく出てこない』という感じですか？(注3)

注3：失語の確認

あ，はいそうです．なんかダメなんです

相手が話していること自体は認識できていて，聞こえてはいるけど理解がむずかしい？(注4)

注4：言語理解の確認

170

Case 11 電話対応ができなくなった焦点てんかんの女性

そうですね

相手の言葉を『音』としてしか認識できない，言語として理解することができない，という印象ですか？

あ，はいそうです．喋っていることはわかるのですが．でも，何をいっているのかがわかるようでわからなくて．その状況を上手く電話で説明することもできなくて，相手との電話中に無言になっちゃって…もうダメなんです

解説

ここまでの内容で，電話対応がむずかしくなっているのは失語発作（意識の保たれた焦点発作）だと推測されます．そこで，てんかん発作の3原則を確認しましょう．「突発的に出現」すること，1回の持続が短いこと（数十秒あるいは1〜2分以内）です．

発作は長いですか？　短いですか？

長いです．ひどいときは1日中（注5）

注5：このように「発作はどのくらい続きますか？」と聞くと，実際には短い発作が連発しているだけで，そこにはインターバルがあったとしても，患者さんはしばしば「1日中続いています」と答えます．発作が何回もあって一日中辛かったために「発作がずっと続いていて辛い」と訴えるのです．

Chapter 2　てんかんだと思うけど，対応合ってる？

> 長いといっても何時間も休みなく発作が続きますか？それとも，途中で一呼吸，発作が少しだけ落ち着くタイミングがありますか？

> あ，そうですね，間があくことはあります（注6）

注6：インターバルがあれば，てんかん発作らしさにつながる

> 一つひとつの発作は短いのかなと思うのですが，つまり『言葉の理解がむずかしい』症状は1分くらい続いたらすこし落ち着いてきて，でもまたどこかのタイミングで症状が出て，それも同じ1分くらい続くなど断続的ですか？

> 1〜2分くらいは続いているのかな？　でもよくわからないです

解説

　この症例では発作が突如出現し1分程すぎると徐々に会話が元通りにできるようになり，その1分間を耐え凌ぐのが精神的に「つらい」という訴えでした．つまり，電話応答中，なんとか失語症状を相手に悟られないように取り繕うのがつらく，またいつ症状が出るかがわからないという不安があり，そのため電話を受け取ることが怖くなった，ということのようです．以上より，右利きであれば，言語優位半球は左側ですので，臨床診断としては左側頭葉てんかんで，その発作型として意識が保持された焦点発作（失語発作）とけいれん発作（二次性全般化の疑い）と推定されました．

Case 11 電話対応ができなくなった焦点てんかんの女性

発作時脳波と脳MRI

脳波

発作間欠期の脳波検査では左前−側頭部での sharp transient（鋭一過波）を認めました（図1）．

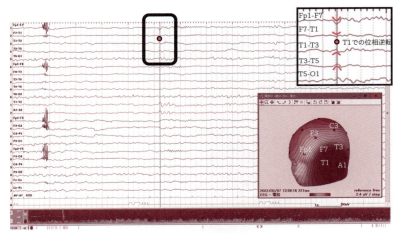

図1 発作間欠期脳波検査：左前−側頭部の鋭一過波

また左前−側頭部からは徐波（不規則間欠性徐波）も認めました（図2）．

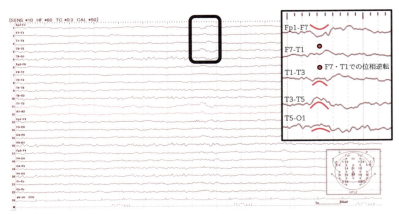

図2 発作間欠期脳波検査：左前−側頭部の徐波

Chapter 2 てんかんだと思うけど,対応合ってる?

🧠 脳MRI

一方のMRIでは,海馬硬化症は認めませんでした(図3).ただし環状断でみると,扁桃体がやや腫大しているようにもみえます.信号変化は明確なものではありませんでした.

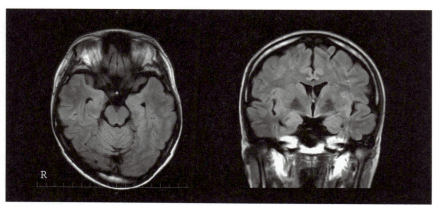

図3 脳MRI(FLAIR)

Note. てんかん診療に強くなる

「言葉が出ない」は,てんかん発作でも起こりえる

今回の症例での「会話が理解できない」は,問診で深堀りすると「思っている言葉がうまく出てこない」や「相手が話しているということは認識できるけど,聞き取った内容を言語として理解することがむずかしい」という失語症状でした.この失語症状の持続時間は1分程度で,意識は保たれているので,発作型としては焦点意識保持発作(FAS)と判断できます.てんかん発作活動により言語中枢に影響を与えれば,てんかん発作としての失語が生じることは理解できるでしょう.失語発作のイメージとしては,**発作によって急に周りの人間が自分の言葉の通じない異国語を話すようになった感覚**に近いのかもしれません.

Case 11　電話対応ができなくなった焦点てんかんの女性

| 表1 | 発声にかかわる発作症状と発作焦点 |

声にかかわる発作症状	推定の症候発現域	特異度
声帯・呼吸筋による叫び声 （あ゛ーーーっ！！）	運動野（一次，二次）	―
運動症状としての音声 （母音や単語の繰り返し）	言語優位側の補足運動野	81%*
発作時失語 （思っている言葉が出ない）	言語優位側の言語野	65〜92%
発作時発語 （「はい，はい」など）	言語非優位側	83〜92%
発作後失語	言語優位側	＞80%

＊前頭葉てんかんの場合の特異度

　言語にかかわるどの領域が発作に巻き込まれたかによって，失語発作の表現型も異なります（表1）．簡単な覚え方は以下です．

- 言語優位側の発作：発作時失語（喋れなくなる，理解できなくなる）
- 言語非優位側の発作：発作時発語（無意味に発言する）

　つまり，**言語優位側で発作が起きれば，相手の言葉の理解や，自分の言葉の伝達が困難になります**．一方の非優位側では，**意識とは裏腹に（あたかも言葉の自動症のように）「意味のない（その場にふさわしくない）ただの言語」が発話されます**．ただし「声に関係する発作＝言語領域の発作」とは限りません．言語機能とは関係なく，運動発作によって「発声」が生じることがあります．たとえば，声帯や呼吸にかかわる筋肉の収縮により「あーっ」という声が強直発作などで出現します．よくある病歴としては「あ゛ーーっ！という大きな声がしたので駆けつけるとけいれん発作の状態の患者本人を発見して救急要請した」というパターンです．この「あ゛ーーっ」は，患者さんが助けをよぶために叫んでいるのではなく，発作がつらいために泣き叫んでいるのでもなく，**発作による過剰な筋収縮によって発声が誘発されている**のです．

175

Chapter 2 てんかんだと思うけど，対応合ってる？

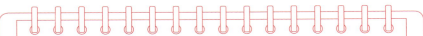

Note. てんかん診療に強くなる

てんかん患者の不安障害

今回の病歴では「電話対応ができなくなり，不安が強くなった．もう仕事をやめなければいけないと悩むようになり，近医で相談すると不安神経症として対応された」というものでした．

てんかん患者での不安障害の有病率は一般人口でのデータより高く，てんかん患者の 20% で合併しているとされています．またパニック障害については 2.6% と報告されています．このパニック障害の症状は一種の発作的な側面があるので，てんかん発作と鑑別を要することがあります．なぜなら，てんかん発作（情動発作）の中に**発作性恐怖**（ictal fear）という発作があるからです．情動発作とは，その状況にそぐわない情動が発作として出現するもので，その代表が発作性恐怖です．つまり，平常な状態から突如として恐怖感や不安感が急に引き起こされるというものです．もちろん，発作なので持続時間が 30 秒とか 1～2 分程度と短いです．また発作の進展によって意識減損発作に至ることもあります．情動にかかわる扁桃体などに由来する発作です．発作がはじまるまでは怖くもなんともなかったにもかかわらず，発作の出現とともに「誰もいないのがわかっているのに，誰かいるように感じて怖い」などと訴えます．過呼吸症状はパニック障害で認めやすいですが，原則として，てんかんの発作性恐怖で過呼吸は認めません．

一方で，恐怖発作に限らず，てんかん患者では発作がくるかもしれないという発作への恐怖感を慢性的に自覚しているケースもあり，これを「**てんかん発作の予期不安**」とよびます[1]．てんかん発作がまた起きてしまったらどうしよう，と発作の出現をついつい連想してしまい日常的に不安や恐怖感に陥る現象です（表 2）．

表2 てんかん患者の不安症状の種類

てんかんに関連	・発作性：情動発作としての発作性恐怖（ictal fear）や不安発作 ・薬剤性：抗発作薬の影響 ・その他：セルフスティグマ，てんかん発作の予測不安
並存症としての鑑別	・心疾患や甲状腺機能異常などによる動悸や自律神経症状など ・てんかんに合併した不安障害

1. てんかん患者の抱える不安感と諸問題

てんかん患者では前述の発作の予測不安のように，漠然とした不安感を抱えていることがしばしばあります．そして，その背景にはてんかんについての正しい知識不足に起因することが往々にしてあります．たとえば「なぜ発作が起きるのだろうか」とか「自分はなぜてんかんなのだろうか」，「この先どうなっていくのだろうか」という疑問です．

さらに，てんかんなどの慢性の神経疾患では，しばしば**セルフスティグマ**も大きな課題です．スティグマは「烙印」に由来する言葉です．そして，**セルフスティグマとは患者自身が自己の存在に対して否定的な認識や態度をとること**で，たとえば「てんかんがあることは恥ずかしいことだ」「てんかんをもっているせいで，他人から一緒にいたくないと思われているだろう」などのネガティブな思考に陥ります（図4）．セルフスティグマの要因として，てんかんに関する正しい知識不足がまずはあげられますが，患者因子としても教育水準の低さ，社会経済的地位の低さ，途上地域での居住などが指摘されています[2]．一方で，正しい情報を提供することによりセルフスティグマが解消される可能性も十分あります[3]ので，患者教育も大事な治療の一環と考えます．

Chapter 2 てんかんだと思うけど，対応合ってる？

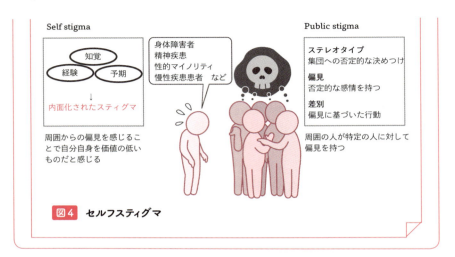

図4 セルフスティグマ

 本例のその後

(1) 本例での不安感のその後

まずは本例が不安を感じるようになった経緯を整理します．これにより，どこに介入点があるかを抽出してみましょう．

> ①ある日を境に強直間代発作を繰り返すようになったこと
> ②治療で強直間代発作は消失したが，失語発作までは完全に抑制できず
> ③「今までできていた業務に支障が生じているという事実」が不安を増強した
> ④また，そもそも失語症状をてんかん発作だと認識できていなかった
> ⑤レベチラセタムにより不安症状の修飾もあった可能性，などが考えられます．

(2) 不安感への対処

本例では，まず失語発作について丁寧に説明することからはじめました．脳のどの部位から発作が起きているのか，なぜ言語の症状が出るのか，なぜそれがてんかん発作だと判断できるのかについてです．さらに，症状が出たときにはどのように対処すべきかを伝え，時間はかかるかもしれないが治療により発作は必ず止まるということも説明すると，不安感は徐々に解消されました．

私は病状説明の際に脳波の電位マップやMRI画像を印刷して「あなたの頭のこ

こら辺から，発作が出ています」と説明しています（図5）．実際に患者さんの側頭部に触れて，この辺りですよ，と伝えることもあります．自分の発作焦点が脳のどこにあるのか，具体的かつ視覚的な情報があると理解しやすいのでオススメです．

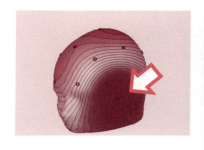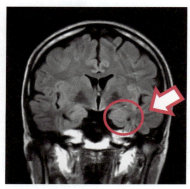

図5 電位マップやMRIでの焦点の説明

(3) 薬剤調整

内服薬についてはLEV単剤ではFASが抑制できていませんでしたので，ラモトリギン（LTG）を追加することにしました．なおLEVでの感情面への負担の懸念もありましたので，LTGの有効性を確認したうえでLEVを減量しました．持続時間の短いFASがごく稀に出ましたが，本人としても対処できるようになり安心して就業を継続することができるようになりました．

なお，本例の臨床経過を振り返ると，以下の点で自己免疫性てんかんも鑑別リストに入れておくべきでした．

①亜急性の経過：比較的短期間でけいれん発作を亜急性に繰り返したこと
②多彩な症候：夜間の強直間代発作という前頭葉由来を示唆しそうな発作型ではあるものの，言語理解ができなくなる失語発作もあり，発作焦点が広い可能性
③難治性：2剤併用でも完全な発作コントロールはできなかったこと

亜急性の経過で，薬剤抵抗性の経過であれば，てんかん発作の病因として自己免疫性の可能性も考えます．しかし本例ではその後に造影MRIなど追加精査を

Chapter 2 てんかんだと思うけど，対応合ってる？

行いましたが，自己免疫を示唆する所見は得られませんでした．そのため抗発作薬での薬剤調整のみで経過をフォローすることとしました．

> **ポイント**
> - てんかん発作では「声」や「言語」にも着目する
> - てんかん患者では不安障害の合併が多く，セルフスティグマにも注意する
> - 不安を抱える患者には，適切な情報提供が大事

Note. てんかん診療に強くなる

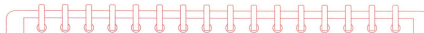

派手な病歴のてんかんは自己免疫性も考える

今回の症例は自己免疫性てんかんではありませんでしたが，近年のトピックスです．自己免疫性辺縁系脳炎は記銘力障害や精神症状，さらには自律神経障害や不随意運動など呈する疾患です．その不全型として，てんかん発作が主症状となるものがあり，**自己免疫性てんかん（autoimmune epilepsy：AE）**として注目されています．てんかんの病因が自己免疫性であるため，免疫治療での介入が奏功するケースもあります[4]．つまり，早期診断が重要です．

1. 自己免疫性てんかんを疑うべき経過

難治性や急性／亜急性の経過，そして多彩な発作型を認める場合は AE を疑います（図6）．要は，自己免疫性脳炎の病歴に似ていて，発作が症状の主軸であれば自己免疫性てんかんの可能性を考える，でよいと思います．自己免疫性てんかんを疑った場合の追加検査としては，髄液検査や造影 MRI，核医学検査，腫瘍検索などになります．

Case 11　電話対応ができなくなった焦点てんかんの女性

┌─ AE を疑う check point ─┐　　┌─ AE 疑い時の検査 ─┐

・薬剤抵抗性の経過　　　　　　　　・MRI での扁桃体腫大
・急性 / 亜急性の発症　　　　　　　・髄液タンパク上昇
・多彩な発作型　　　　　　　　　　・IgG index
・自己免疫性疾患の既往・家族歴　　・オリゴクローナルバンド陽性
・ウイルス性の先行感染　　　　　　・FDG－PET での代謝亢進
・悪性腫瘍の既往　　　　　　　　　・悪性腫瘍の検索

図6　**自己免疫性てんかんを疑うポイント評価項目**

2. 自己免疫性てんかんの診断と治療方針に有用なスコアリング

　診断には神経細胞表面抗体（NSA）の同定が望ましいですが全例でのチェックはコストがかかりすぎます．そこで APE（antibody prevalence in epilepsy）スコアという抗神経抗体の予測に役立つスコアリングがあります（表3）[5]．病歴や検査データをもとに 15点満点で評価され，4 点以上の場合，神経抗体の陽性率が高くなり，抗神経抗体陽性に対する感度は 97.7%，特異度は 77.9% とされています．ただし，後方視的研究のため症例の選択バイアスが

表3　**APE スコア**

自己免疫性てんかんを疑う臨床項目		スコア
臨床経過	新規発症，1〜6週間での急速進行する精神症状，または新規の発作活動	1
症状	精神症状の変化：興奮，攻撃性，情緒不安	1
	自律神経系の症状 （不安定な血圧・心拍数変化，持続性頻拍，起立性低血圧）	1
	Facial dyskinesias または faciobrachial dystonic movements	2
先行感染・前駆症状	ウイルス性の前駆症状（鼻水，喉の痛み，微熱） ＊悪性腫瘍が背景にない場合にのみ加点	2
てんかん発作	2種類の抗発作薬を使用しても難治	2
検査	髄液検査での炎症所見 （蛋白 > 50 mg/dL またはリンパ球数増加）	2
	MRI で辺縁系脳炎を示唆する異常 （内側側頭葉の T2/FLAIR で高信号）	2
その他	悪性腫瘍の基礎疾患あり	2

（文献 5 より改変）

指摘できるデータでした．そこで，病因不明のてんかんの連続症例（器質的疾患や代謝性，遺伝性など病因が明らかな症例を除外）を前向きに登録して同スコアの精度を評価したところ，感度は82.6%で特異度は82.0%という結果でした[6]．そして，免疫治療の有効性の予測スコアとしてRITA（response to immunotherapy in epilepsy）スコアも提案されています．APEスコアの15点満点に，「発症から6か月以内の免疫治療の導入」と「抗神経抗体の陽性」の2項目を追加し計19点での評価となり，スコアが7点以上の場合は「免疫治療が有効」に対する感度が87.5%で特異度が83.8%とされています．

APEスコア以外に，ACESスコアもNSAを予測するツールとして報告されています（表4）[7]．

表4　ACESスコア

・Cognitive symptoms（認知関連の症状）	1点
・Behavioral changes（行動変化）	1点
・Autonomic symptoms（自律神経症状）	1点
・Speech problems（失語）	1点
・Autoimmune diseases（自己免疫性疾患）	1点
・Temporal MRI hyperintensities（側頭部のMRI変化）	1点

ACES (Antibodies Contributing to Focal Epilepsy Signs and Symptoms) Score
原因不明の焦点てんかんを対象にACESスコアは抗体検査が必要な患者の抽出に有用（2点以上で感度100%，特異度84.9%）

（文献7より改変）

文献

1) Ertan D, et al.: Anticipatory anxiety of epileptic seizures: An overlooked dimension linked to trauma history. Seizure 2021;85:64-69.
2) Austin JK, et al.: Epilepsy-related stigma and attitudes: Systematic review of screening instruments and interventions - Report by the International League Against Epilepsy Task Force on Stigma in Epilepsy. Epilepsia 2022;63:598-628.
3) Kuramochi et al.: A study of factors influencing self-stigma in people with epilepsy: A nationwide online questionnaire survey in Japan. Epilepsia Open 2022;7:792-801.
4) Toledano M, et al.: Utility of an immunotherapy trial in evaluating patients with presumed

Case 11　電話対応ができなくなった焦点てんかんの女性

autoimmune epilepsy. Neurology 2014;82:1578-1586.

5) Dubey D, et al.: Predictive models in the diagnosis and treatment of autoimmune epilepsy. Epilepsia 2017;58:1181-1189.

6) Dubey D, et al.: Neurological Autoantibody Prevalence in Epilepsy of Unknown Etiology. JAMA Neurol 2017;74:397-402.

7) de Bruijn MAAM, et al.: Antibodies Contributing to Focal Epilepsy Signs and Symptoms Score. Ann Neurol 2021;89:698-710.

Chapter 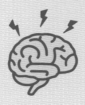 3

ちょっと対応急ぎます

深夜の「奇声」，止まらない全身の激しい「震え」，生活を混乱させる「幻覚」．まさに主役級の「症候」たち．

早急に対応しつつも，その背景にある「なぜ」を見定めなければなりません．

そのためにも，ベッドサイドで飛び交うフレーズを落ち着いて分析し，最短ルートを探しましょう．

Chapter 3 ちょっと対応急ぎます

Case 12

毎晩，深夜に奇声をあげる発作

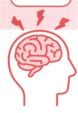

遺伝性の神経変性疾患のため重度の知的障害とてんかんのある症例です．神経難病は進行性で，徐々にADLは低下し介助量も増えましたが，てんかん発作については比較的落ち着いていました．ところが20代になってから夜間に奇声をあげて体がねじれるような発作が続くようになりました．診断と治療方針に難渋しての紹介です．

紹　介　状

症　例 20代女性

病　歴 4歳頃から振るえ症状があり，後に遺伝性の神経難病［歯状核赤核淡蒼球ルイ体萎縮症（dentato-ruburo-pallido-luysian atrophy：DRPLA）］と診断された方です．喃語や介助歩行を一時的に獲得しましたが，その後に退行し，18歳で発語がなくなり，歩行も不能となりました．てんかんについては，強直間代発作（GTCS）が幼少期からあり，バルプロ酸（VPA）が導入されました．20代になり意識消失発作を認めるようになり，総合病院での脳波で棘徐波複合も認めたためレベチラセタム（LEV）が追加されました．現在は自宅療養中です．

今回の相談 1年前から「夜間に突然，奇声をあげる発作」が出るようになりました．薬剤調整も難渋していて，そもそもてんかん発作なのか心因性か判断がつきません．

> **補足情報（この1年で試したこと）**
> - 脳波の再検：棘徐波複合を認めたので，LEV を 750 から 1,000 mg へ増量したが，効果が乏しく，ラコサミド（LCM）100 mg も追加してみたが効果なし
> - 心因性として抗不安薬を試すも尿失禁がひどくなり中止
> - 抑肝散などの漢方薬は服用拒否された
> - 発作のため眠れないことが多く，レンボレキサントを追加したが効果なし
>
> **ＡＤＬ** 移動は車椅子，発語はなく意思疎通は不能，食事は介助で経口摂取可
>
> **内服薬** ピラセタム 36 mL，LEV 1,000 mg，LCM 100 mg，エスタゾラム 2 mg，レンボレキサント 5 mg/day

初診時の問診ポイント

てんかん発作と心因性の鑑別，その対処についての相談です．まず，どのような症状を家族は「発作」とよんでいるのか確認しておきましょう．

> **夜間に突然，キーっという奇声をあげる発作**
> - 夜10時には就寝するが12時頃に発作が出現することが多い
> - 奇声とともに頸部を左右に回旋させ，身体を揺らしている
> - 著明な発汗も伴う
> - 持続：断続的に出現し，1時間ほどで落ち着いてくる
> - 頻度：数日に1回だったが，最近ではほぼ毎日
> - 落ち着くようになだめても，効果はない
> - 1時間ほどで治まり，その後はまた寝ている

発作の3原則はどうでしょうか？ 常同性はありますが持続が長すぎますので「睡眠異常」「不随意運動」「心因性」などから探ることになりますが，頸部の

Chapter 3　ちょっと対応急ぎます

回旋や身体の揺らしなどは心因性非てんかん発作（PNES）を想起させます．強いていえば前頭葉てんかんとしての過運動発作も鑑別にあがりますが，1時間ほど間欠的に持続するダラダラ感は PNES の方が考えやすいです．また抗発作薬を追加しても効果はなく，むしろ最近では連日認めるという経過（抗発作薬は無効かむしろ悪化させている）も PNES のフラグです．

　PNES と前頭葉てんかんの鑑別では，就寝中の発作だったかで区別できます．就寝中に PNES は出現しませんので，睡眠状況を確認してみましょう．

 実際の診察室の様子

夜10時には寝て，深夜0時頃に発作が起きることが多いようですが，この時間帯は寝ていて発作を起こしているのか，それとも寝ていたのに目が覚めてしまって発作が出ているのか，どちらだと思いますか？

私たちも寝ているので，ちょっとわからないです…

では，たとえば，途中で目が覚めてしまっていて，しばらく起きている間にこの発作が起きたというパターンはこれまでにありましたか？

それは，あったと思います（注1）

注1：就寝中ではなく中途覚醒しているタイミングでの発作の可能性がある

途中で目が覚めてしまうのはいつも0時くらいが多いでしょうか？

Case 12 毎晩，深夜に奇声をあげる発作

そうですね，いったん寝てから2〜3時間くらいだと思います（注2）

注2：中途覚醒しやすい時間帯を確認

途中で目が覚めてしまうと，再び入眠することができずにつらそうにしている感じがこれまでにありましたか？

そういわれれば，そうかもしれません．まあ言葉は通じないのでわからないですが．本人がどう思っているかまでは…（注3）

注3：中途覚醒したときの陰性感情がPNESに進展している可能性

日中はデイサービスに行っていると思いますが，その日中でもこの「発作」はたまにありますか？ そして，それは寝ている時ですか？

たまにあるとは聞いていますが，夜間ほど多くはないみたいです．ですが，最近は日中も増えていて困っているようで．ただ，デイサービスで発作が出るとしても，寝ている時に出ているわけではないと思います

解説

追加の問診の結果から，睡眠中に生じているわけではなさそうで，むしろ中途覚醒したあとのタイミングで発作は起きているようでした．よってPNESの可能性が十分考えられます．そこでまずは抗発作薬の血中濃度だけチェックしつつ，PNESとしての対応を考えました．

その後の経過

(1) 知的障害を合併したPNESの対応

　本例は背景にDRPLAがあり，過去にGTCSの既往があります．また脳波での棘徐波を認めてんかんとして治療中です．そして，今回の奇声を伴う発作についてはpossible PNESと判断しました．実際に，LEVの増量やLCMの追加は無効ばかりか，むしろ夜間の発作イベントを悪化させていた可能性があります．そう考えるとさらなる抗発作薬の追加は現実的ではないでしょう．知的障害のあるPNESの対応は「環境」に変わってもらうことです（Note.『PNESの病態別の介入（p158）』を参照）．そこで以下を家族に提案しました．

> **知的障害のあるPNESの対応**
> ①てんかんの治療は続けるとしても，必要最小限に（GTCSは予防）
> ②むしろ抗発作薬での負担を軽減させる（減量や中止）
> ③本人が「つらい」と思っているであろうことを類推する
> ④周囲でできる対応や対策を考える（環境整備）

(2) PNESへの「対症療法」

　PNESとは「てんかん発作と間違えやすい発作」という観点での概念です．そのため，私はPNESと診断できたのであれば，もはやPNESという単語に意味はないと考えています．つまり，てんかん発作であろうが，PNESであろうが，起きているのは「発作」であり，患者さんや家族はその「発作」で困っている，という前提を忘れてはいけないからです．よってPNESとは単に「抗発作薬が効かない発作」あるいは「抗発作薬を使うべきではない発作」と捉えていいのではないかと思います．だからこそ，PNESは精神科医だけで治すべき症状ではない，というのが私の考えだからです．

　ではどうすればよいか？　答えは広義の「対症療法」です．心因性であっても，当の患者さんあるいはその家族は本当に「困っている」わけですから，たとえるなら，胃痛がするけど胃カメラなどの検査では正常だった場合で，対症療法としての胃薬や生活指導（ストレス回避や運動，食事面の見直しなど）を行うと思います．これと同じように「困っている発作」をどうにか対処していく必要があります．

（3）介護者との情報共有が必須

　発作の捉え方を患者さんあるいは家族と共有することはとても大事です．たとえばこの症例のPNESについては，子供の「夜泣き」的な症状と捉えてもよいと思います．夜泣きをあやした経験がある方はよくわかると思いますが，なかなか泣き止みませんし，なぜ泣いているのかわからないことも多いです．眠いのか，寂しいのか，お腹が空いているのか，便秘でお腹の調子が悪いのか，日中に不安なことが続いていたのか．関連しうることはいくらでも想像はできますが，原因を同定することはしばしば困難で，そもそも複合的です．そして，当人（幼児）は，なぜ泣きたいのか伝えてくれない．泣くことが唯一の表現方法ともいえるでしょう．今回の症例も重度の知能障害がありました．夜中に何かしらの感情変化があったのだろうけど，なぜつらさを感じているのかを本人は伝えてくれません．だから類推して，介入できることを探すことからはじめます．今回の症例では以下の点が推測されました．

> **推測される本人の状況**
> - 抗発作薬によるメンタルへの影響
> - 抗発作薬による日中の眠気による夜間の不眠（中途覚醒）
> - 中途覚醒すると，再入眠できずにPNESが出現

（4）本例での方針

1）てんかんの治療：継続するも必要最小限に

　まずは最後に追加されたLCMを漸減中止し，さらにLEVの増量がPNESの増悪に関連した可能性や，日中の眠気があるせいで夜間の睡眠構築に影響を与えている可能性も考え，LEVは1,000 mgから500 mg/日へ減量し，一方で，てんかんとしてLEV 500 mgだけでは不十分な可能性もあり，ペランパネル（PER）0.5 mgから導入し1〜2 mg/dayを目指して増量しました．

2）本人が「つらい」と思っているであろうことを類推した周囲の対応

　家族や施設スタッフには，これがてんかん発作ではなく，夜泣きのような症状と捉えてもよいと説明しました．つまり本人の訴える何かしらの調子の悪さや不快感の表現の一つであることを理解してもらいました．夜泣きだと認識すれば，その対応には長けているスタッフですから，あとはその都度できることを現場で工夫してもらえました．

(5) 本例のその後

LEV の減量後に PNES はほぼ消失しました．また PER を少量追加したことで夜間の良眠もえられるようになり，家族が毎晩起こされることはなくなりました．

- 知的障害のある PNES では，環境整備から考える（答えは現場にある）
- 薬の負担の軽減も大事
- 介護者の理解と協力があれば精神科医の介入なしで対処できることも

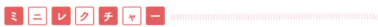

ペランパネル（PER）の使いどころ

PER は非専門医にとって「使いにくい抗発作薬」の一つかもしれません．眠気とめまいの副作用が，特に導入時に出現しやすいです．成人であれば 2 mg/day からの導入と添付文書には記載されていますが，それよりも少量（0.5〜1.0 mg/day）の開始用量で私は導入することが多いです．またゆるやかに漸増すれば副作用を回避できることもあるので，たとえば，2〜4 週毎に 1 日量として 1 mg/day のベースアップをするなどです．そのため「体に馴染ませる感じでゆっくり増やしていきましょう」と説明すると患者さんもしっくりくるようです．

PER は焦点発作にも強直間代発作にも適応があるスペクトラムの広い抗発作薬なので，本例のような症候性全般てんかんでも使えます．また保険適用はありませんが，PER は皮質ミオクローヌスへの有効性も報告されています[1]．本例は強直間代発作をベースにミオクロニー発作もあったので 0.5 mg/day から導入しました．

PER は 1 日一回の服用であるため，眠前の内服であれば副作用である眠気も問題にならないことが多いです．少数例での報告ですが焦点

てんかん患者に PER を導入したところ日中の眠気が増悪することなく，夜間の睡眠の質が改善したという報告もあります[2]．本例でも PER 1〜2 mg/day にて中途覚醒が減ったことで，PNES の消失にもつながったと思います．

文献

1) Oi K, et al.: Low-dose perampanel improves refractory cortical myoclonus by the dispersed and suppressed paroxysmal depolarization shifts in the sensorimotor cortex. Clin Neurophysiol 2019;130:1804-1812.

2) Rocamora R, et al.: Perampanel effect on sleep architecture in patients with epilepsy. Seizure 2020;76:137-142.

Chapter 3　ちょっと対応急ぎます

Case 13

発作が止まらない！ 駆け込み受診した蘇生後脳症

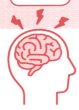

20代で致死性不整脈により蘇生後脳症となった症例です．自宅療養中のある日から，全身を激しく震わせる発作を繰り返すようになり，ついには止まらなくなりました．てんかんセンターを頼りに100 km以上離れた自宅から家族が自家用車で連れてこられました．

この方は予約なしの飛び込みで初診でした．紹介状はなく，家族から聴取した患者背景をまずは提示します．そのうえで今回の相談内容を考えていきましょう．

問診票でのこれまでの経過

症　　例　20代後半の男性

これまでの背景　生来健康だったが，20代前半，心室細動による心肺停止で搬送され，蘇生後脳症（Lance-Adams syndrome：LAS）に至った症例です．急性期にはTTM（target temperature management）を行うも意識レベルは改善せず，また復温後から全身にけいれん様の動きを認めたため，レベチラセタム（LEV）とガバペンチン（GBP）が開始されました．気管切開術や胃瘻造設術を経て慢性期病院へ転院し，その後に自宅退院しました．

蘇生後脳症となって1年以上経過した現在の状況
・気管切開は留置したままだが，自発呼吸はある
・胃瘻からの注入も使用しているが，嚥下機能も保たれていて介助での経口摂取もできている

Case 13 発作が止まらない！ 駆け込み受診した蘇生後脳症

- 四肢や体幹の廃用が強いため日常生活は全介助
- 言語理解は多少あり，簡単な指示は入る
- 訪問診療の介入あり，自宅療養中

今回の相談内容
　　　　　全身の激しく震わせる発作をどうにかして欲しい

最近の経過　自宅退院後も全身性のけいれん発作はときどきありました．そのため，急性期から継続されていた抗発作薬であるGBPが増量されました．ですが効果はなく，むしろ徐々にひどくなっています．最近ではほぼ毎日けいれん発作があります．数日前からは，全身を激しく震わせる発作が止まらなくなってしまい，注入食でさえも与えられなくなりました．往診医にも相談しましたが対応がむずかしいといわれ，家族の独断で急遽，本日受診にきました．

内　服　薬　GBP 1,200 mg，LEV 1,000 mg，アンブロキソール 45 mg，ビソプロロールフマル酸塩 2.5 mg

持参のMRI画像
　　　　　陳旧性の虚血巣を後方循環系に認めました（図1の黄色丸囲み）．

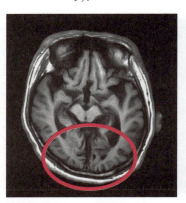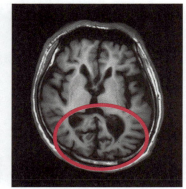

図1　脳MRI（T1画像）

Chapter 3　ちょっと対応急ぎます

 ## 本人の発作症状

診察室でも発作は持続していました．発作の特徴を以下に列挙します．

> **発作症状**
> - 性状：全身をビクビクっと激しく震わせる症状．いわゆる強直間代発作ではない
> - 持続：一つひとつの収縮は短い（ランダムに出現し群発）
> - リズム：振戦のような律動性はなく，イレギュラー
> - 誘因：体位変換などの刺激により容易に誘発され，増強する
> - その他：開眼しており，追視もある（意識はある）．バイタルサインは安定している

 ## 実際の診察室の様子

 この症状がひどくなっているのですね？

 そうなんです，もう毎日続いてて…

 この症状は，以前も多少はありましたか？

 ときどきはありました．でも，こんなに続くことはなかったです

 心肺停止となって運ばれた後，自宅退院した時期には，もうこの症状はありましたか？

Case 13 発作が止まらない！ 駆け込み受診した蘇生後脳症

はい，ときどきありました．でも，こんなひどいのはなかったです（注1）

注1：低酸素脳症の回復期からすでに症状が間欠的にあった

この症状は，今までどんなときに出やすかったですか？
痰の吸引とかの処置で出やすかったとかありますか？

そうですね，吸引すると出てました．でも今まではすぐに治まっていました（注2）

注2：外的刺激で誘発される傾向あり

この症状が悪化していることについて，何か最近，変わったことはありましたか？ 熱が続いてたとか薬が変更されたとか

熱は出ていません．毎日チェックしていますので．薬はこの薬（GBP）が増えました．往診の先生に相談して増やすことになったんです

薬を増やしてから，どうですか？

むしろひどくなっています．元に戻したいと相談したんですが，『発作を止める薬だから』とそのままになっています（注3）

注3：抗発作薬によって悪化している可能性

この症状だと，食事もむずかしいですよね？

Chapter 3 ちょっと対応急ぎます

そうなんです．いつもは経口でも食べているんですが，今はこの発作がひどすぎて胃瘻からの注入すらもできなくなって困っています．入院できますか？

検査結果

⎓⎓ 脳波

　食事が取れなくなっている状況も考えて緊急入院としました．血液検査では異常なく，緊急で脳MRIも鎮静下で撮影しましたが，急性期の異常所見はありませんでした．脳波（図2）では，全般性の高振幅なspike（矢頭：大）と，低振幅のspike（矢頭：小）が散見されました．

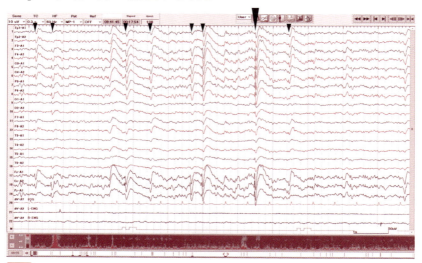

図2 発作間欠期脳波：全般性の多棘徐波

 この症例で考えるポイント

- てんかん性なのか，非てんかん性（不随意運動や心因性など）なのか
- 脳波所見の解釈は？
- なぜこの症状が増悪しているのか

Note. てんかん診療に強くなる

不随意運動とてんかん発作

今回の症例の「発作」は，イレギュラーに出現した「ビクッとする持続時間の短い筋収縮（電撃様のれん縮）」であり，不随意運動としてのミオクローヌスと判断しました．一般に，ミオクローヌスは単発のこともあればイレギュラーに群発することもあり，てんかん発作の「毎回同じ」の原則を満たしません．まずは不随意運動の総論から整理します．

自分が意図せずに生じる運動を不随意運動とよびます．その種類は多く，振戦，ヒョレア（舞踏運動），ミオクローヌス，ジストニー，アテトーゼ，バリスムなどがあります（図3）[1]．大枠としてのそれぞれの特徴を押さえましょう．ただし，専門性も高いので，すべて網羅する必要はありません．この中では振戦とミオクローヌスはコモンなので，この2つをまずは理解しましょう．

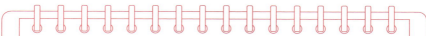

図3　不随意運動の分類　　　　　　　　　　　　　（文献1より改変）

大事なことは不随意運動の分類ではなく「不随意運動とてんかん発作（おもにけいれん発作）の鑑別」ができるようになることで

す．鑑別ポイントの一つはてんかん発作の原則にも含まれる「持続時間」で，けいれん発作は1〜2分の持続であることが大半で1〜2分の持続の間に発作の強さが徐々に増強し，最終的に頓挫するという1方向性の変化を認めます．対して不随意運動は不規則に変動しながら持続します．二つ目のポイントは就寝中にも出現するかどうかです．てんかん発作であれば就寝中にも出現しえますが，不随意運動は原則として就寝中には出現しません．なお，不随意運動とてんかん発作を合併することももちろんあります[2]．

1．急性期で不随意運動をみたら

　脳梗塞や低酸素脳症などの神経救急疾患でけいれん発作やミオクローヌス，振戦などの運動異常を認めることがあります．急性期疾患の病因に応じて，それぞれ生じやすい症候があり，たとえばミオクローヌスであれば代謝異常や低酸素脳症などの病態で生じやすいので，症候からみた病態鑑別も参考になるでしょう（表1[3]）．

表1　病因別で認めやすい発作や不随意運動

中毒・代謝性障害	アステリキシス，ミオクローヌス，けいれん発作
炎症	けいれん発作，ジスキネジア，ヒョレア
感染	けいれん発作，振戦，ヒョレア
低酸素	けいれん発作，ミオクローヌス，（ジストニア）
血管障害	けいれん発作，稀にヒョレアやバリスム

（文献3より改変）

表2　抗神経抗体と関連しやすい症候

anti-amphiphysin	ミオクローヌス，けいれん発作，スティッフパーソン症候群
anti-CV2/CRMP-5	てんかん発作，ヒョレア
anti-Ri	ミオクローヌス，ジストニア，パーキンソニズム
anti-NMDA	てんかん発作，口部ジスキネジア，舞踏アテトーゼ（複合的で奇異な運動異常）
anti-AMPA	てんかん発作
anti-GABA	てんかん（けいれん）発作
antiphospholipid antibodies	てんかん発作，ヒョレア

Case 13　発作が止まらない！　駆け込み受診した蘇生後脳症

　なお，表1の中での「炎症」カテゴリーには様々な病態が含まれます．中でも自己免疫性脳炎の表現型については，関連する抗神経抗体に依存しますので，症候の情報だけでの鑑別はむずかしいかもしれません（表2）．

解説

　本例は低酸素脳症の急性期にけいれん発作もあったとのことで，GBPとLEVの2剤でコントロールされていましたが，今回はこのミオクローヌスの重積状態と判断して緊急入院しました．MRIなどでは器質因としてミオクローヌスを増悪させるものはありませんでしたので，要因として薬剤性（GBP）が考えられました[4]（Note.『ミオクローヌスはコモン（p203）』を参照）．

（1）Lance-Adams 症候群としてのミオクローヌス

　「蘇生後脳症」と「ミオクローヌス」という病歴から，今回の症例はLance-Adams症候群（LAS）と考えられます．LASとは，蘇生後脳症に陥ったのちに難治性のミオクローヌスを呈する一群です．低酸素イベントに陥った直後など循環がまだ不安定な超急性期ではなく，多くはイベント発生から数日〜数週間など，心拍再開を経て循環が安定した時期でミオクローヌスが出現します[5]．低酸素脳症の程度に応じて高次脳機能障害やてんかん発作，運動失調などが併存します．LASでのミオクローヌスは，安静時ではなく動作時に誘発される動作性ミオクローヌスが特徴です．そのため，吸引処置や体位変換などのケアによる刺激入力で誘発されます．LASの回復期においてミオクローヌスは離床の阻害となるのでしっかりと対症療法でコントロールしなければなりません．YouTubeにも症例の動画があるので参照してみてください．

（2）Lance-Adams 症候群の治療

　経験的にはクロナゼパム単剤で大半のケースはコントロール可能となります．ただし1 mg/day程度ではしっかりと抑制できないこともあるため，しっかり増量します．

> クロナゼパム単剤で十分に抑制できない，あるいは眠気などの副作用で増量が困難な場合はペランパネル（PER）の追加が選択肢です．しかも少量のPER（0.5〜2 mg/day など）で著効するケースもあります[6]（ただしPERは不随意運動には適応がありません）．

最終診断

Lance-Adams 症候群
薬剤性に増悪したミオクローヌスの群発

本例の激しく震わせる症状は，てんかん発作ではなく不随意運動，つまりミオクローヌスと診断されました．また，臨床経過から薬剤性の影響が考えられました．

本例のその後

入院時はGBP 1,200 mg/day，LEV 1,000 mg/day を服用中でしたが，ガバペン減量後からミオクローヌスは減少し，中止にてほぼ消失しました．しかし吸引などの刺激で誘発される一過性のミオクローヌスはまだ残存していましたので（この症例ではてんかんの合併もあったので），PERを導入し2 mgまでの増量でミオクローヌスは完全に消失しました．

PER導入後の脳波ではspikeが残存しましたが，臨床的なてんかん発作は抑制されており，それ以上の増量はせずに自宅退院としました．

まとめ

- 蘇生後脳症での難治性ミオクローヌスにLance-Adams症候群がある
- Lance-Adams症候群にはクロナゼパムやPERが効果的
- 急性に悪化するミオクローヌスでは，薬剤性も考慮する

Note. てんかん診療に強くなる

ミオクローヌスはコモン

　ミオクローヌスは遭遇機会の高い不随意運動です．特に高齢者ではコモンで，脳卒中や自己免疫性脳炎，中枢神経感染症，認知症などの神経変性疾患，代謝性脳症などミオクローヌスが出現する病態は多岐にわたります．

1. ミオクローヌスを診たら代謝性・薬剤性を除外する

　急性に出現するミオクローヌスをみたら，中毒や代謝異常など，急性期病態の鑑別は必要ですが，頻度でいえば薬剤誘発性も多いです．また薬剤性となりうる原因薬剤はたくさんあります．精神科系の薬剤はもちろん，認知症やパーキンソン病の治療薬，そして抗発作薬など，高齢者で使用頻度の高い薬剤です[7]（表3）．

　また抗菌薬としては，βラクタム系やキノロン系の薬剤で誘発されたミオクローヌスが報告されています．たとえばメロペネム[8]やシプロフロキサシン[9]，セフェピム[10]などです．てんかんで使用する抗発作薬としては後述するNaチャネル阻害薬でリスクがあります．

表3　ミオクローヌスを誘発しうる薬剤

抗うつ薬	SSRI，SNRI
	三環系抗うつ薬
	リチウム
	モノアミン酸化酵素阻害薬
抗精神病薬	定型
	非定型
抗菌薬	βラクタム系
	キノロン系
	アミノグリコシド系

表3 ミオクローヌスを誘発しうる薬剤（つづき）

抗不安薬	ベンゾジアゼピン薬
抗てんかん発作薬	ガバペンチン
	バルプロ酸ナトリウム
	ラモトリギン
	カルバマゼピン
	フェニトイン
	トピラマート
抗パーキンソン病薬	L-dopa製剤
	ドパミンアゴニスト
抗認知症薬	コリンエステラーゼ阻害薬
	NMDA受容体拮抗薬
抗悪性腫瘍薬	クロランブチル，シクロスポリンなど

（文献7より改変）

ミニレクチャー

紛らわしい「ミオクローヌス」と「ミオクロニー発作」

　まずミオクローヌスとは「持続時間の短い不随意な筋収縮」をさします．全身のあらゆる筋で生じうる不随意運動です．単一あるいは複数の筋が同時に瞬発的に収縮します．表4のようにミオクローヌスは，症状の分布，発生源，病因などに応じた表現があります[11]．病因としては，生理的なものや本態性に加えて，症候性，てんかん性のものがあります．そして，ミオクローヌスがてんかん性に出現するものを「ミオクロニー発作」とよびます．具体的には脳波での全般性の棘徐波，多棘徐波複合，多棘波などに一致して出現するミオクローヌスを，ミオクロニー発作とよびます．代表的なものとしては特発性全般てんかんのなかの若年ミオクロニーてんかん（JME）があります．

Case 13　発作が止まらない！　駆け込み受診した蘇生後脳症

表 4　ミオクローヌスのさまざまな分類

症状分布での分類	・ 局所性（focal） ・ 多焦点性（multifocal） ・ 全般性（generalized）
病態生理での分類	・ 陽性ミオクローヌス（positive myoclonus） ・ 陰性ミオクローヌス（negative myoclonus）
誘発の要因による分類	・ 自発性（spontaneous） ・ 反射性（reflex）
発生源による分類	・ 皮質性（cortical） ・ 皮質下性（subcortical） ・ 脊髄性/分節性（spinal） ・ 末梢性（peripheral）
病因による分類	・ 生理的（physiological）：きつ逆や，驚愕反応など ・ 本態性（essential）：遺伝性など ・ てんかん性（epileptic）：若年ミオクロニーてんかん，ミオクローヌス欠神てんかんなど ・ 症候性（symptomatic）：認知症（アルツハイマー病やCJD），基底核の変性疾患（パーキンソン病関連疾患），代謝異常など ・ 心因性（psychogenic）

Chapter 3

Case 13

205

Note. てんかん診療に強くなる

ミオクロニー発作で避けるべき抗発作薬

てんかん診療で新規の抗発作薬を除いた「既存薬」の中から薬剤選択するとすれば，全般発作にはバルプロ酸（VPA）が，焦点発作にはカルバマゼピン（CBZ）がそれぞれ代表的な第一選択薬となります．ここで大事なことは，VPAは全般発作に有効でありつつも，焦点発作にも一定の有効性があることです．そのため全般発作だと思ってVPAを開始したものの，実際の発作は焦点発作だった（つまり発作型を間違えていた）としても，VPAの治療スペクトラムが広いのでそこまで悪手にはなりません（だからといって，VPAを広く推奨するものではありません）．

一方で**CBZなどのNaチャネル阻害薬は全般発作を悪化させてしまう可能性**があります[12]．よって全般発作ではないことをしっかり確認したうえで開始しなければなりません．全般発作の中でも特にミオクロニー発作や欠神発作はNaチャネル阻害薬で悪化しやすく，たとえば若年ミオクロニーてんかんではCBZやフェニトインでの発作の悪化が知られています[13]．欠神てんかんでも，CBZやGBPなど複数の抗てんかん薬で悪化しえます[14]．薬剤選択時には発作型をしっかり見極めましょう．

Column

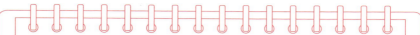

「震え」と「振るえ」

この2つには微妙なニュアンスの違いがあります．前者は「震える」の名詞形であり，たとえば寒さや恐怖，感情の高まりによる「身震い」

や，筋肉の不随意な収縮によって不規則に体が揺れる状態をさします．医学的にはシバリング（shivering）やミオクローヌス（myoclonus）など，不規則で無意識的な動きがこれに該当すると思います．

　一方，後者は「振る（ふる）」に由来する名詞形であり，一定のリズムをもった規則的な動きをさすことが多いです．たとえばパーキンソン病などでの「振戦（tremor）」で，つまり反復的で規則的なリズムのある動きを表現します．よって動きにイレギュラーな要素があれば「震え」と表現し，リズミカルなものは「振るえ」とするとよいでしょう．そしてどちらとも判断がつかない状況なら「ふるえ」と表記すれば臨床でのミスリーディングが避けられます．

文献

1）柴崎　浩（著）：神経診断学を学ぶ人のために　第2版．2013；180．

2）Freitas ME, et al.: Seizures and movement disorders: phenomenology, diagnostic challenges and therapeutic approaches. J Neurol Neurosurg Psychiatry 2019;90:920-928.

3）Hannawi Y, et al.: Abnormal movements in critical care patients with brain injury: a diagnostic approach.Crit Care 2016;20:60.

4）Desai A, et al.: Gabapentin or pregabalin induced myoclonus: A case series and literature review. J Clin Neurosci 2019;61:225-234.

5）Lee HL, et al.: Lance-Adams syndrome. Ann Rehabil Med 2011;35:939-943.

6）Steinhoff BJ, et al.: Add-on perampanel in Lance-Adams syndrome. Epilepsy Behav Case Rep 2016;6:28-29.

7）Janssen S, et al.: The clinical heterogeneity of drug-induced myoclonus: an illustrated review. J Neurol 2017;264:1559-1566.

8）Spina Silva T, et al.: Meropenem-induced myoclonus: a case report. Seizure 2014;23:912-914.

9）Striano P, et al.: Epileptic myoclonus as ciprofloxacin-associated adverse effect. Mov Disord 2007;22:1675-1676.

10）Khasani S: Cefepime-induced jaw myoclonus. Neurology 2015;84:1183.

11）Kojovic M, et al.: Myoclonic disorders: a practical approach for diagnosis and treatment. Ther Adv Neurol Disord 2011;4:47-62.

12）Perucca E, et al.: Antiepileptic drugs as a cause of worsening seizures. Epilepsia 1998;39:5-17.

13）Genton P, et al.: Do carbamazepine and phenytoin aggravate juvenile myoclonic epilepsy? Neurology 2000;55:1106-1109.

14）Thomas P, et al.: Absence and myoclonic status epilepticus precipitated by antiepileptic drugs in idiopathic generalized epilepsy. Brain 2006;129:1281-1292.

Chapter 3　ちょっと対応急ぎます

Case 14

安定していた後頭葉てんかん：幻覚で緊急入院

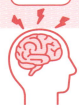

内服治療にて経過良好だった後頭葉てんかんの症例です．ある時期を境に，精神症状が強く出るようになりました．てんかん発作と関係があるのか，脳炎などを合併したのか，早急な鑑別が必要でした．

紹　介　状

症　例　20代女性，専業主婦〈夫と小学生の娘と同居中〉

紹介目的　10代にけいれん発作で初発した後頭葉てんかんの症例です．下記の発作型があり，レベチラセタム（LEV）1,000 mg/dayの単剤で発作は完全に抑制されており，経過は良好でした．ところが，ある日を境に精神症状が強く出るようになりました．生活に大きな支障をきたしており緊急で紹介させていただきます．なお，発作は悪化していませんが，てんかんと関係しているのでしょうか？
発作型：①視覚性発作（FAS），②けいれん発作（FBTCS）
最終発作：19歳時のけいれん発作

前医のMRI　異常なし

前医の脳波　左後頭部にsharp wave

生活歴・既往歴　特になし

内　服　LEV 1,000 mg/day

Case 14 安定していた後頭葉てんかん：幻覚で緊急入院

初診時の問診ポイント

元々は，単剤治療で何年も安定していた症例のようでした．ところがいつの間にか受診が途絶え，この後の問診でもわかるように幻覚などの精神症状に支配され生活が破綻しつつあったようでした．またちょうど，子どもの中学校への進学受験で忙しくなるという時期だったようです．家族から直近の半年間について確認しました．

家族から聴取した病歴

1月：前医での最終受診（普段通りだった）
3月：予定受診日に通院せず，この頃から下記の幻聴があったが誰にも相談しなかった．
「警察官が自分を捜査しているぞ」
「スーパーのアナウンスで個人情報が晒されているぞ」
5月
- 当初は幻聴を無視するように努めたが，3か月の経過で幻聴が攻撃的な内容になり，日常生活に支障が出るようになった．
- 自身の行動を命令するような幻聴で，反論もしたが強く叱責されるため，幻聴に従うようになった．

6月
- 過呼吸症状で救急外来を受診するようになった
- 食事も摂取できなくなり，ついには全く眠れなくなったため家族に連れられ受診

ミニレクチャー
[てんかん患者での精神症状のポイント]

てんかん患者ではしばしば精神症状を合併します．ですが急性や亜急性の経過での精神症状であれば，まずはてんかんと関係なく新規の器質

Chapter 3　ちょっと対応急ぎます

因の除外が必要です．脳炎のような緊急性の高い疾患が除外できれば，次にてんかんに合併する精神症状・精神疾患の鑑別をします．その場合，発作と精神症状の関連について時間軸で検討します．たとえば，発作間欠期精神症状なのか，あるいは発作後精神症状なのかです．

(1) 脳炎の除外のための精査

　血液検査，抗発作薬の血中濃度，髄液検査，造影 MRI を緊急で評価しましたが，いずれの検査所見にも異常は見出せませんでした．脳炎という観点では傍腫瘍性の検索も必要ですがスクリーニングに異常はありませんでした．
　脳波検査も続けて緊急で行いました．この症例は後頭葉てんかんと診断されている症例です．図1のように脳波検査では左後頭部—左口頭側頭部に sharp wave を認めてます(黒矢印)．
　この sharp wave はときに反復性に出現することもありました (図2)．では，

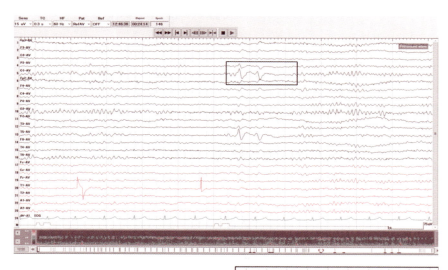

図1　脳波：左後頭部の sharp wave

Case 14　安定していた後頭葉てんかん：幻覚で緊急入院

このてんかん性放電が連発していることは，てんかん性の病態が強いこと，あるいは脳炎などの活動性があること，を示しているのかというと，必ずしもそうではありません．活動性の指標としては①発作時脳波活動があるかと，②背景活動に異常があるかの2つについて判定しなければなりません．

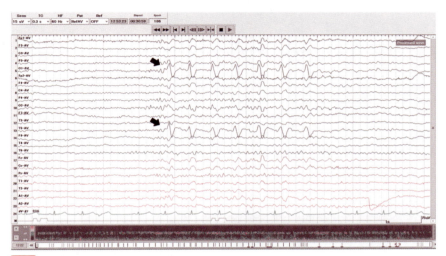

図2　脳波：左後頭部の反復性のsharp wave

（2）発作時脳波活動があるか

図2の脳波では，確かにsharp waveが連発はしているものの，持続性は乏しく，経時的な進展（evolution）もありません．つまり，発作時脳波変化ではなく，あくまでもベースラインの所見（発作のない間欠期での放電）です．

（3）背景活動の異常があるか

背景活動の評価には「アルファ波が豊富にあるか，アルファ波の変化が生理的か」をチェックします．一番簡単な評価方法はDSA（density spectral array）をチェックすることです（図3）．DSAをみると10 Hz（アルファ波）のバンドを認めますので（色矢印），後頭部優位律動が豊富に存在していることを意味し，背景活動としては良好です．加えて，この後頭部優位律動は，開閉眼などにより抑制されたり，再出現したり，迅速に変化しています（黒矢頭）．つまり背景活動の反

応性も良好であり，意識障害をきたすような病態は否定的です．

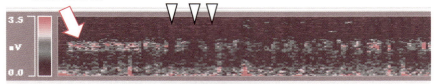

図3 DSAでの後頭部優位律動（図2のDSAの拡大図）

 本例のその後

　緊急入院にて実施した各種検査で器質因は示唆する所見はありませんでした．脳炎はほぼ除外できたと考えましたが，徐々に顕在化する可能性もあるため，念のため数日は脳神経内科で経過観察しました．しかし，再検した脳波でも変化はなく，てんかん発作の再発もありませんでした．そのため，いったんは統合失調症様障害として精神科での治療にシフトする方針になりました．訂正不可能な幻聴と了解不可能な妄想に加えて，考想伝播や作為体験も認め，抗精神病薬であるレキサルティ®が開始されました．その後は，数か月の入院治療を経て自宅退院し，外来に戻ってこられました．活気を取り戻しておりこれから子どもの中学受験に向けて本格的に忙しくなるとのことでした．

統合失調症様障害
焦点てんかん（左後頭葉てんかん）：悪化なし

　脳炎などの器質因をスクリーニングし，またてんかん発作のコントロール状況も確認したうえで上記2つを診断し，両病態は密接ではあるものの，現段階で直接的にはかかわり合っていないと判断しました．次項ではてんかんに関連した精神症状について解説していきたいと思います．

> **Note.** てんかん診療に強くなる

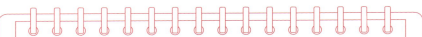

てんかん患者では，不安や抑うつなどの気分障害を呈することは多いですが，一方で，幻覚や妄想などの精神病症状を呈するリスクは健常者よりもてんかん患者では7.8倍も高く[1]，特にてんかんのタイプでいえば，側頭葉てんかんで合併率が高いです．

1. 発作と精神症状の時間軸

てんかん患者での精神症状の考え方として，まずは**発作と精神症状の時間軸で3つに区分**します（図4）．一つ目は，発作時症状として（発作中にのみ）精神症状が出現するもので，発作時精神症状（ictal psychosis）とよびます．治療としてはてんかん発作のコントロールが主体です．二つ目は，てんかん発作に先行して，あるいはてんかん発作に後続して精神症状を認めるパターンを発作周辺期精神症状（peri-ictal psychosis）とよびます．こちらに対しても，てんかん発作のコントロールがまずは優先されますが，一過性に出現した精神症状が強ければ，一時的に抗精神病薬での対症療法を行うこともあります．

三つ目は，発作間欠期精神症状です（図5）．発作の出現タイミングとは直接関係なく精神症状を発作間欠期に認めるものです．急性に出現するものと，慢性的に精神症状を認めるものがあります．また，この発作間欠期精神症状の亜型として，交代性精神症状があります．発作のフェーズと精神症状のフェーズを交代性に認めるもので，発作のフェーズを正常化することにより精神症状のフェーズに移行してしまいます（強制正常化）．

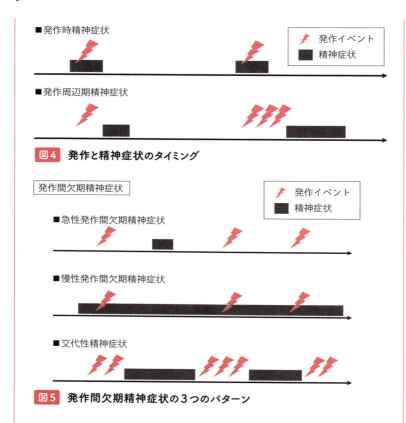

図4 発作と精神症状のタイミング

図5 発作間欠期精神症状の3つのパターン

2. てんかんと精神病性障害：双方向性のリスク

　今回の症例は，てんかんに続発して精神病性障害が出現しました．てんかん患者での統合失調症の有病率は数％ほどあるとされます．では，てんかんが内因性の精神病のリスクとなっているのでしょうか？あるいは精神病性障害のリスクがある症例に，てんかんを発症するのでしょうか？

　てんかんと精神病性障害の発症のタイミングを検証した研究では，「てんかんに続発する精神病性障害」と「精神病性障害に続発するてんかん」は異なる病態ではなく，両者は連続するスペクトラムにあり，双方向性の関係があると考えられています[2]．つまり，てんかんと精神障害の既往のそれぞれがお互いに発症のリス

クとなっているようです．今回の症例についてはレキサルティ®を続けながら様子をみることになりました．精神症状が落ちついたら抗精神病薬の漸減中止を試みますが，もし再び精神症状が出てくるようであれば，統合失調症の合併も考えることになるでしょう．

ミニレクチャー

レベチラセタム（LEV）と精神症状

　抗発作薬により誘発される精神症状もてんかん診療では注意します．エビデンスの乏しい領域ですが，抗発作薬での 1.0〜8.4％で発生すると指摘されています[3]．たとえば，LEV でのイライラがあります．LEV について先駆けとなった論文は 2016 年の Brain 誌です．てんかん患者 2,630 名の後方視的な調査で，抗発作薬により誘発された精神症状の関連因子を抽出し「女性」「側頭葉てんかん」「LEV の使用」が指摘されました．一方で，CBZ の使用は精神症状と負の関連性があったとされています．そこで，LEV での精神症状の出現を事前に予測することができないかという検証もなされました[4]．その結果，LEV での精神症状出現に関連する因子として「女性」「抑うつの既往」「不安障害の既往」「違法薬物の使用歴」の 4 つが報告されました[4]（図 6）．これらの因子が複数あればあるほど精神症状の出現リスクが高まるとされています．

　一方で，数ある抗発作薬の中で LEV だけにリスクがあるのかといえば決してそうではありません．あらゆる抗発作薬で精神症状や気分障害は出現しえますので，大事なことは症状のフォローです．特に易怒性は本人が自覚していないケースも多々あります．また精神面に影響しえるという前提を患者さんが想定しないことも多々あり，こちらから確認しないと実体が明るみに出てこないこともしばしば経験します．そのため，薬剤の種類によらず，治療開始後には普段の生活と比較してちょっ

Chapter 3 ちょっと対応急ぎます

とした変化がなかったかを，可能なら患者さんだけでなく同居する家族にも確認するとよいでしょう．

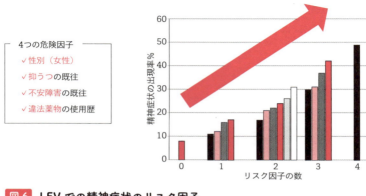

図6 LEVでの精神症状のリスク因子

（文献4より作成）

文献

1) Clancy MJ, et al.: The prevalence of psychosis in epilepsy; a systematic review and meta-analysis. BMC Psychiatry 2014;14:75.
2) Adachi N, et al.: Analogy between psychosis antedating epilepsy and epilepsy antedating psychosis. Epilepsia 2011;52:1239-1244.
3) Piedad J, et al.: Beneficial and adverse psychotropic effects of antiepileptic drugs in patients with epilepsy: a summary of prevalence, underlying mechanisms and data limitations. CNS Drugs 2012;26:319-335.
4) Josephson CB, et al.: Prediction Tools for Psychiatric Adverse Effects After Levetiracetam Prescription. JAMA Neurol 2019;76:440-446.

Chapter 3　ちょっと対応急ぎます

Case 15　発作の報告は誰を信じる？難治てんかんの中年男性

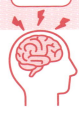

心肺停止のイベントから社会復帰したものの，けいれん発作を難治に繰り返す中年男性です．薬剤調整のため紹介となり入院しました．ただし入院後も発作は不安定で，発作がたくさんある日もあれば，全くない日もありました．また担当者によって報告内容もマチマチ．たとえばある担当者は「今日も発作があった」と報告し，ある看護師は「今日は全然何もなかったですよ，とても落ち着いていました」，別の看護師は「先生，発作をなんとかしてください！」とあわてて報告しました．はたして誰の情報を信じて対応すればよいのでしょうか．

紹　介　状

転院での受入れを直接電話で相談された案件です．まずは紹介元でのこれまでの治療歴を提示します．病歴が長いですが，これまでの前医での奮闘をみていきましょう．

症　例 50代男性

紹介目的 症候性てんかんでフォロー中です．薬剤調整していますが，何度もてんかん重積で搬送され，病棟としても対応に困っています．難治てんかんとして専門的な介入をお願いします．

Chapter 3　ちょっと対応急ぎます

病　歴

(1) 初回発作から治療開始まで

　約10年前に急性冠症候群で心肺停止となるも社会復帰した男性. 約5年前頃から, 意識消失（1～2分ほどの無反応）する発作を繰り返すようになりました. 病院での待合でも発作が出現したことがあり, その時は, 両側上肢は屈曲肢位でけいれんしていましたので, 低酸素脳症後の症候性てんかんと診断しバルプロ酸（VPA）での治療を開始しました.

(2) てんかん治療開始するも緊急入院

　VPA導入後も発作は消失せず, また眠気の訴えもあったためレベチラセタム（LEV）1,000 mgに変更しましたが, けいれん発作が再発し緊急入院しました. 入院後にLEVを2,000 mgに増量し, ホスフェニトインの重積量を投与しましたが, 発作は止まらず, プロポフォールでの鎮静管理に移行しました.

(3) 多剤併用療法をはじめる

　抜管後はLEV 2,000 mgとラコサミド（LCM）200 mgで管理しましたが, 今度は易怒性を認めるようになり, 抗精神病薬を併用しました. その後は重積することはないものの, 転倒するような意識消失発作がみられるようになりLEV 3,000 mg, LCM 400 mgにそれぞれ増量しました. しかし, 効果はありませんでした. そこでペランパネル（PER）2 mgを追加したところ, 発作はみられなくなりましたが, むしろ傾眠傾向で食事が摂れなくなりPERを中止せざるを得ず, 再び発作も出現しました.

(4) 専門医に相談し再鎮静

　対応に困り果て, 専門医に個別で相談したところ, バルビツレートによる再鎮静を提案されました. そこで図1のようにsuppression burstに至るまでしっかり鎮静し, 内服薬はLEVを2,000 mgに減量し, PERを再開しました. 抜管後, 意識消失の頻度は減少しましたが, 易怒性が顕著となり, 意識消失する発作もたびたび起こしました. また, 誘因もなく数分のけいれん発作を認めることもありました.

218

Case 15 発作の報告は誰を信じる？ 難治てんかんの中年男性

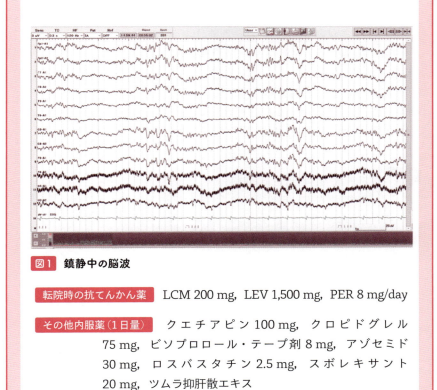

図1 鎮静中の脳波

転院時の抗てんかん薬 LCM 200 mg, LEV 1,500 mg, PER 8 mg/day

その他内服薬（1日量） クエチアピン 100 mg, クロピドグレル 75 mg, ビソプロロール・テープ剤 8 mg, アゾセミド 30 mg, ロスバスタチン 2.5 mg, スボレキサント 20 mg, ツムラ抑肝散エキス

既往歴 10年前に急性心筋梗塞, 熱性けいれんの既往なし, 頭部外傷歴なし

 前医での発作の評価

発作型：振るえ出して意識消失しけいれんする発作
- 前兆として「ものが二重に見える」
- 全身が振るえ出し, 両側上肢は屈曲し, けいれんがはじまる
- 眼は開眼して正中位で固定

Chapter 3　ちょっと対応急ぎます

- 発作中の記憶はない
- 転倒することはあるが，強い頭部外傷歴はない
- 発作後は下肢優位に軽度の筋トーヌスの亢進がある

頻度：1日3〜4回
持続：2〜3分（長ければ10分）
随伴症状：舌咬傷（−），頭痛（＋起床時に限らずある）
誘因：病院の待ち時間が長いときにストレスを感じると出現しやすい

解説

　長い病歴でしたがいかがですか？　この病歴，一言でいうなら「抗発作薬が全然効いていない」だと思います．では抗発作薬が全然効いていない病態に何があるかというと基本的には2つで，PNESか最重症のてんかん重積状態です．そしてこの状況でもし最重症のてんかん重積状態であるならば，それはすべからく脳炎だと思ってください．また大事なこととして，そのような脳炎であれば簡単には抜管できません．よって抜管できている時点で，この症例は転院依頼の電話の内容からもほぼ間違いなくPNESだろうと考えられます．そう考えるといくつもPNESのフラグが立っています．「発作に頻回に遭遇する」や「薬を追加すればさらに発作が悪化する」などです．抗発作薬はむしろ状況を悪化させている可能性が考えられましたので「レベチラセタムとペランパネルを転院日までに可能な限り減量しておいて欲しい」と伝えました．

発作時の評価

　転院後，病棟で早々に発作がありました．前医の情報通り「全身が震え出し，両側上肢は屈曲し，けいれんがはじまる」というものでした．いわゆる強直間代発作ではなく，歯を食いしばって全身を激しく身震いさせるような動きで，また易怒性があり，診察中にも興奮しだして「一点を凝視する発作」がはじまりました．精神的な誘因があること，無反応状態の持続時間が長いことなどからPNESと考えられます．発作中のバイタルサインは正常で，arm drop試験では顔を避けるように腕が落下しました．

検査結果

 ### 脳波
脳波検査ではてんかん性放電は認めませんでした．

脳MRI
脳MRIでは急性期病変を認めませんでした（図2）．また過去に急性心筋梗塞による心肺停止となった既往があるとのことでしたが，明確な画像上の変化は認めませんでした．

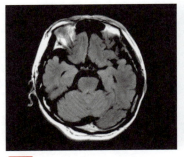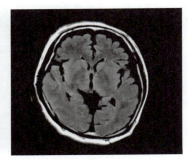

図2 脳MRI（FLAIR画像）

 ## 本例のその後

まずクエチアピンが夕1回のみの投与となっていましたので，日中の時間帯をカバーできていませんでした．そこで作用時間の長いオランザピンを併用したところ，日中の興奮の頻度は減少しました．そしてPERは8→4 mgに減量し，LEVは中止しました．入院後数日間は興奮と発作を繰り返すことが多かったですが徐々に回数は減りました．

最終診断

PNES（てんかん合併なし，知的障害の合併なし）

Chapter 3 ちょっと対応急ぎます

ミニレクチャー

[発作の報告はファクトチェックから]

(1) 発作が日によって異なる

　ここからがこのケースの本題です．前述の薬剤調整で発作の頻度はだいぶ落ち着いてきましたが，まだ完全には抑制できていませんでした．そのような中，主治医は毎日，発作の報告を受けます．ですが，この症例では報告するスタッフによって内容が日々違いました．

レジデント

先生，今日も発作があったみたいですよ，看護師から聞きました

そうか，まだ続いているのか…

看護師 A

先生，今日は本当に結構ひどいです，もうこの患者さんから離れられないので，他の患者さんのケアができません．何とかして下さい

〈翌日〉

今日の様子はどうですか？

看護師 B

発作ですか？　全然ないですよ

え？　昨日は結構大変だったんだけどなあ…

222

Case 15 発作の報告は誰を信じる？ 難治てんかんの中年男性

看護師C

え？（昨日は）そんなにあったんですか？ この方，そんなに発作があったんですね．そんな感じ今日は全然なさそうですよ

〈翌々日〉

レジデント

先生，興奮してます！ 今日はひどいみたいで，看護師も来て欲しいと

そうか，わかった

　ある看護師は「今日も発作で大変だ」と報告し，ある看護師は「発作なんか全然なくて落ち着いていますよ」といいます．二転三転する報告内容をどう解釈すればよいのでしょうか？ 報告のたびに薬剤調整はできませんので数日間そのまま様子観察することにしました．

(2) 答えはベッドサイドに

　「臨床の答えはいつもベッドサイドにある」は多くの著名な先生がいわれていると思いますが，この症例でも痛感しました．訪室すると，自分で作成したイラストを看護師に見せている場面で，「すごいですねえ」という看護師のリアクションに本人も上機嫌でした．この状況を見れば「なぜ発作頻度がこんなにも日によって（報告者によって）異なるのか」わかります．つまり，患者さんの言動に対して共感が上手にできるスタッフが担当している日にはPNESが全く起きていなかったのです．一方で，サバサバと雑談もすることなく，いわゆる「ムダなく仕事をこなせる」医師や看護師が接することが多い日にはPNESが高頻度で起きていました．賞賛されたいという欲求が無条件にあるようなパーソナリティー障害が背景にあったのかもしれません．つまり接し方次第でPNESは容易に消失するということ．そしてそれは，薬剤整理よりも圧倒的に効果的でコスパのよいPNES対応であることをコメディカルスタッフから学びました．

Note. てんかん診療に強くなる

抗発作薬でPNESが悪化するパターン

　PNESのred flag signとして「抗発作薬を増量するたびに悪化する」という病歴があります．今回の症例でもそうですが，冷静に考えれば，抗発作薬を追加しても止まらないし日に日に悪化しているのであれば，抗発作薬が無効な病態と考えるべきですが，「てんかん」という診断に迷いがないため，目の前の難治性の発作を何とかしなければいけないという使命感とともに自ら『難治性』という虚像をつくりだしてしまうことになります．このような認知バイアスは誰でもありえる話で，そして一度薬剤を追加や増量すると，歯止めが効きにくいし，なかなか修正できません．

一番の予防は安易に「追加しない」
　PNES診療で最大の悪手は安易な「不要な抗発作薬の増量や追加」です．そこで，抗発作薬を増量または追加しようとする場合には，改めて自分自身に聞いてみましょう．本当にPNESの可能性は1％もないのか？　と．振り込みサギのATMでの注意喚起と似ているかもしれません．「自分は大丈夫」という認知バイアスがそこにはありますので，「発作の再発＝薬の追加・増量」という脊髄反射的な思考も捨てなければいけません．

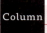
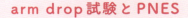

arm drop 試験と PNES

　arm drop 試験とは，顔面上に上肢を他動的に持ち上げ，放す際に上肢が顔面に当たるかどうかを確認するテストです（図3）．

> **arm drop 試験の判定**
> ・顔面に腕が素早く落ちる：真の意識障害や重度の麻痺が疑われる
> ・顔面を避けるような形で腕が落ちる：心因性による意識障害が疑われる

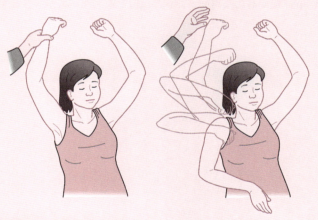

図3 arm drop 試験の判定
寝ている状態で，両側の上肢を持ち上げて離します．落下する腕が，顔に直撃するように落下すれば器質的で，顔に当たらないように回避しながら落下すれば機能性神経障害と判断します．

　真の意識障害と心因性の鑑別として，PNES で認める遷延性の意識障害においてもこの arm drop 試験が活用されることがあります．ただし，注意点が2つあります．一つ目は病歴の長い機能性神経障害の患

Chapter 3　ちょっと対応急ぎます

者さんでは，この arm drop 試験の原理を理解していて，あえて顔に当たるように落下させることもありうること．二つ目は，てんかん発作による意識障害（つまり真の意識障害）でも，時に「陰性」となりえることです．どういうことかというと，そもそも意識とは「意識清明」と「意識障害」の白と黒の 2 つしかないわけではなく，そこにはグラデーションがあります．意識が朦朧としていても，わずかに回復しつつある『意識』がそこにはあるかもしれません．そのため arm drop 試験を行っても，本能的な防御として「顔面を避けるような形で腕が落ちる」ということがてんかん発作後の意識障害では起こりえます．意識とは 0 か 1 のデジタルな世界ではないので，arm drop 試験の「陽性・陰性」での解像度では不十分なのです．もちろん同じことは「麻痺」でもいえます．重度でない麻痺であれば顔面を避けて落下しえますので，「当たらなかったら心因性の麻痺」は極めて短絡的です．そう考えると，この arm drop 試験が有用な場面というのはほとんどないのかもしれません．

Chapter 3　ちょっと対応急ぎます

Case 16

発作は止まるも静かに再上昇するCK値

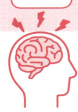

脳出血に伴う急性症候性発作として，てんかん重積状態に至った症例です．重積に対する初期治療はうまくいったはずでした．ですが，やや覚醒が悪く，またいったんは正常化しつつあったＣＫ値が再上昇してきました．非けいれん性てんかん重積状態（NCSE）に移行したのでしょうか？あるいは見落とした夜間のけいれん発作があるのでしょうか？脳卒中に関連する発作・てんかんについて整理しつつみていきましょう．

院内コンサルテーション

症　例　けいれん発作で発症した脳出血の80代男性

相談目的　発作は止めたはずですが，CKが再上昇しています．発作を見逃しているのでしょうか？

病　歴　右半身優位のけいれん発作が15分以上持続しており，てんかん重積状態としてジアゼパムを静注し，続けてレベチラセタム（LEV）1,000 mgを投与し鎮痙を得た．頭部CTでは左前頭部に急性期脳出血を認め，脳出血に伴った急性症候性発作と診断した．当日は意識障害が遷延していたが，入院翌日には徐々に覚醒し，右半身の麻痺と失語症状を認めた．降圧管理と発作予防としてのLEVを継続し，脳出血の血腫の増大はなかった．

Chapter 3 ちょっと対応急ぎます

> **相談内容**
>
> 入院時の血液検査でCK 4,000 U/Lと上昇していたが，補液により入院翌日には1,000 U/L程度にまで改善していました．そのため，けいれん発作に伴う一過性のCK上昇と判断していましたが，その後にCK値は正常化せずに，むしろ再上昇し2000 U/L前後で推移するようになりました（図1）．患者さんの身体・神経症状に変化はなく，発作の再発も報告がありません．ただし完全に覚醒しているわけではなく，まだ失語症状もあるため，誰もみていないところで短いけいれん発作を起こしている可能性は否定できません．CKの再上昇は発作を見落している可能性はありますか？ あるいはNCSEの可能性もあるでしょうか？
>
>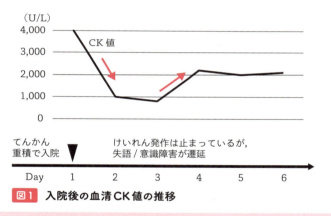
>
> **図1** 入院後の血清CK値の推移

解説

てんかん発作とCK値

てんかん発作の病態生理は「発作の種類」，「長さや強さ」および患者の「既往症」などによって規定されます．発作で神経細胞の興奮が最大限に達することで，神経内分泌系が刺激され，カテコラミンやプロラクチンなどのホルモンが分泌されるなどの代謝変化を引き起こします．具体的には，全身の筋収縮とカテコラミンの放出により，脳，骨格筋，心臓での酸素需要を増加させ，また呼吸障害を伴うことから，この需要バ

ランスが崩れることになります．このようなプロセスを経て，組織では乳酸，アンモニアなどの代謝産物が放出され，また骨格筋ではCKやミオグロビンの漏出が起こります．今回の症例はてんかん重積状態で搬送され，その際のCK値は4,000 U/L台でした．通常，CK値は発症後1〜12時間で上昇し，個人差はありますが24〜72時間後にはピークに達することが多いとされます[1]．発作が止まっていれば，その後は補液にて比較的速やかにピークアウトします．よって，今回の症例のように，一度ピークアウトしたにもかかわらず，CKが再上昇する場合には何かしらの問題が潜んでいる可能性があるでしょう．まずNCSEが潜んでいる可能性についてですが，NCSEは不均一な一群でありCKが上昇するのかという点についての十分なデータはありません．そもそも「非けいれん性」なのであるから，呼吸や循環の変動を伴うことはあるとしても，過剰な筋収縮を引き起こすわけではありませんのでCKの顕著な上昇は認めにくいと思います．では他に考えられる原因は？

本例のその後

　結局，今回のCK再上昇は薬剤性と判断しました．入院後に開始していたLEVによるCK上昇です．連日投与していたLEVを中止したところ，速やかにCK値は正常化しました．LEVによる横紋筋融解症はそれなりに報告があり[2]，投与後12〜36時間以内に上昇し数日のうちにCK値はピークに達するとされます．使用頻度の高い薬剤なので注意しておきましょう．

　少し話はそれますが，PNESと真のてんかんの鑑別にCKが有効かという点については，真のてんかんにおけるCK上昇の感度は14.6〜87.5%で，特異度は85〜100%とされています[3]．つまり激しい運動症状をPNESで引き起こしても，基本的にCKは上昇しにくいと考えてよいのですが，感度は低い結果なので鑑別手法としては『参考程度』としてください．なお，NCSEにおけるNH_3については，肝硬変患者やVPA服用患者を除いた121人の患者を対象とした前向き研究によると，GTCSは76.5%で3〜8時間持続する一過性の高アンモニア血症と関連し，NCSEでは21.2%で認めたようです[4]．いずれにしても，CKやNH_3にせよプロラクチンにせよ，単体で何かを解釈できるものではありません．

Note. てんかん診療に強くなる

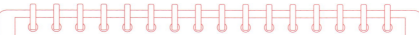

脳卒中とてんかん発作

　近年，脳梗塞治療の進歩により stroke survivor（脳卒中生存者）が増えています．しかしこの stroke survivor の増加に伴い，脳卒中後の後遺症や合併症の管理が課題となっています．脳卒中の合併症の一つにけいれん発作や脳卒中後てんかん（post-stroke epilepsy：PSE）があります．実際に，急性期では脳卒中患者の約1割弱でけいれん発作があり[5]，けいれん発作があると，入院中の死亡や神経学的機能の転帰不良にもつながります．一方の慢性期では，脳卒中後てんかんが約5〜10％の stroke survivor でみられ，患者QOLに大きな影響を与えます[6]．つまり，けいれん発作やてんかんは脳卒中のあらゆるフェーズで対策が求められます．

　次に，てんかんの視点からPSEを俯瞰してみましょう．成人でのてんかんの発症率・罹患率は年齢とともに上昇し65歳以上で最多となります．この65歳以上の高齢者において，最も多いてんかんの原因は脳卒中であり，30〜40％を占めます．高齢化の進行と，stroke survivor の増加を考慮すると，脳卒中後てんかんは現在進行形のコモンな疾患といえるでしょう．

1. early seizure と late seizure

　脳卒中後に生じた発作はその発生時期により分類されます．脳卒中急性期の発症1週間（または2週間）以内で発生した発作は early seizure（早期発作）とよび，それ以降での発作を late seizure（遅発発作）とよびます[7]（図2）．この分類には2つの理由があります．まず，発作の発現機序が両者で異なるためです．そして発作が生じる病態が異なるため，その後の発作の再発率にも差があるからです．なお，脳卒中後1週間以内の発作を前述の acute symptomatic seizure（急性症候性発作）とも表現します[8]．

急性症候性発作は脳卒中に限らず，脳卒中や頭部外傷，中枢神経感染症，代謝異常など様々な急性疾患で発生する発作の総称です．

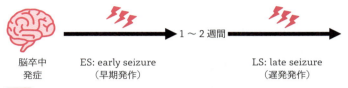

図2　脳卒中とてんかん発作の分類

2. 再発率はearly seizureで低く，late seizureで高い

early seizureでは，脳の局所的な代謝変化や血液分解産物による大脳皮質への直接的な刺激によっててんかん閾値が低下し，発作が生じると考えられています．逆に脳卒中の急性期を過ぎた発症1〜2週間以降では大脳皮質への直接的な刺激がピークアウトしていると考えられますので，early seizureが再発しにくいとされています．一方，慢性期においては，器質化がはじまった皮質のグリオーシスによりてんかん原性を獲得し，late seizureが発生します．late seizureはピークアウトしない慢性病態を背景に発作が現れるため，再発しやすく，また後述する症候性てんかん（脳卒中後てんかん）への移行リスクが高いのです．

3. Early seizureの治療

脳梗塞の重症度にかかわらず，脳梗塞急性期でのearly seizureを一次予防するための抗発作薬導入は推奨されていません．ただしearly seizureがみられた場合は急性期に限りその発作を予防するために導入します．しかし長期で抗てんかん薬を継続することのメリット（症候性てんかんの予防効果，長期機能予後など）については質の高い研究はありません．そのため脳梗塞急性期にのみ短期的に使用し，その後は脳画像や脳波所見をみながら減量中止します．急性期の背景病態がピークアウトしつつあるかどうかが漸減の判断のポイントです．たとえば慎重な漸減中止が必要な例としては，①複数回のearly seizureがあった，②出血性梗塞に

Chapter 3　ちょっと対応急ぎます

伴った early seizure，③てんかん重積状態に至った early seizure などです．これらの場合は 1 か月以上継続し，慢性期での漸減を試みます[9]．

　脳梗塞発症 7 日以降での発作（つまり late seizure）の出現リスクを予測するスコアとして SeLECT スコアが有用です（表1[10) 11)]）．5 項目を評価し score 9 点だと 1 年後までに 63 ％，5 年で 83 ％の late seizure のリスクがあると判定されます．逆にスコアが 0 点であれば late seizure は 5 年で 1.3 ％にとどまります．近年，この SeLECT スコアがバージョンアップした **SeLECT 2.0** というスコアが開発されました．何が違うかというと，early seizure（早期発作）の項目がこれまで 3 点として加点されていたのを細分化しており，てんかん重積状態だった場合は 7 点が加点されます[11]．急性期でのてんかん重積の影響の大きさが，この 7 点に現

表1　**脳梗塞後の late seizure の予測スコア（SeLECT スコアと 2.0）**

評価項目	SeLECT score
(S) Severity of stroke（重症度）	
NIHSS ≦ 3	0
NIHSS 4-10	1
NIHSS ≧ 11	2
(L) Large-artery atherosclerosis（大血管の動脈硬化症）	
なし	0
あり	1
(E) Early seizure（早期発作）	
なし	0
あり（短い発作）	3
あり（てんかん重積状態）*	7*
(C) Cortical involvement（皮質病変）	
なし	0
あり	2
(T) Territory of MCA（中大脳動脈領域）	
なし	0
あり	1

NIHSS：National Institutes of Health Stroke Scale，MCA：middle cerebral artery
*SeLECT 2.0 での評価項目

（文献 10，11 より改変）

れていますが，厳密にはこの 2.0 は今のところ validation がされていないスコアではあります．なお，脳出血後の同様の発作リスクスコアについては CAVE（cortical：皮質病変，age：65 歳未満，volume：血腫量＞ 10 mL, early seizure：早期発作）スコアがあります[12]．

脳卒中後てんかんの予後

脳卒中後てんかんの転帰（死亡）については様々なデータがあります．たとえば 444 例の脳梗塞症例を 26 年間追跡したところ，late seizure の有無で累積死亡に影響はありませんでした[13]．つまり，脳卒中後てんかんへの進展リスクの高い late seizure があってもなくても，死亡という転帰に大きな関連はないというデータです．そもそも，脳卒中後てんかん患者のある症例の死因については，循環器疾患と悪性腫瘍など多岐に渡り，てんかんが死因に直接関与しているものは 14％に過ぎないという指摘もあります[14]．

一方で 18〜50 歳の若年性の脳卒中患者を観察した研究においては，脳卒中後てんかんがある症例は累積死亡が脳卒中後てんかんがない症例と比較して高く[15]，また 926,492 症例でのメタアナリシス研究においても，脳卒中後のけいれんの既往は，その既往のない症例と比較して総死亡のリスクが高かったです[16]．脳卒中後てんかんがある症例は，そもそも脳梗塞発症時のベースラインとして神経学的な重症度や虚血リスクなどと関連しているため，転帰（死亡）と発作の直接的な因果関係を検証することは困難ですが，適切な発作管理の重要性は自明です．

(1) 脳卒中後てんかんの発作の予後

脳卒中後てんかんは他の病因のてんかんと比較して発作消失率は高い傾向にあります．たとえば 591 名の成人の焦点てんかんを対象に病因

Chapter 3　ちょっと対応急ぎます

別の抗てんかん発作薬（anti seizure medication：ASM）の有効性をみた研究では，12 か月間の発作消失率は脳梗塞後のてんかんで最も高く（発作消失のオッズ比＝ 2.093，95％ CI ＝ 1.039-4.216），海馬硬化症（28.2％，95％ CI ＝ 15.0-44.9）や限局性皮質異型性（16.7％，95％ CI ＝ 2.1-48.4）では低い結果でした[17]．また海馬硬化症や脳腫瘍関連てんかんと比較すると，脳梗塞症例での ASM 必要投与量は低用量でした．

(2) 単剤治療での長期データ

　脳卒中発症後に ASM の単剤療法を受けている 2,577 名の追跡データでみる生存率アウトカムでは，ラモトリギン（LTG）単剤群は，カルバマゼピン（CBZ）単剤群と比較して死亡率が有意に低く，VPA 単剤群では心血管疾患および全死因による死亡のリスクが高かったです[18]．一方，LEV 単剤群は CBZ 単剤群と比較して総死亡率には有意差はなかったものの心血管死のリスクを減少させました．長期的なデータとしても従来薬よりも新規 ASM を支持する結果になりました．

　なお，単剤治療のデータではありませんが，わが国の多施設共同研究（PROgnosis of Post-Stroke Epilepsy：PROPOSE）は，はじめて脳卒中後てんかんと診断された症例を前向きに観察し，てんかん発作の再発や予後を評価しています．発作の再発と死亡の間に有意な関連はなかったものの，再発回数が多いほど機能予後が不良だったという結果でした[19]．

文献

1)　Nass RD, et al.: The role of postictal laboratory blood analyses in the diagnosis and prognosis of seizures. Seizure 2017;47:51-65.

2)　Moinuddin IA: Suspected Levetiracetam-Induced Rhabdomyolysis: A Case Report and Literature Review. Am J Case Rep 2020;21:e926064.

3)　Brigo F, et al.: Postictal serum creatine kinase for the differential diagnosis of epileptic seizures and psychogenic non-epileptic seizures: a systematic review. J Neurol 2015;262:251-257.

4)　Hung TY, et al.: Transient hyperammonemia in seizures: a prospective study. Epilepsia

2011;52:2043-2049.

5) Bladin CF, et al.: Seizures after stroke: a prospective multicenter study. Arch Neurol 2000;57:1617-1622.

6) De Reuck J, et al.: Seizures in patients with symptomatic cervical artery occlusion by dissection and by atherosclerosis. Eur J Neurol 2009;16:608-611.

7) Neshige S, et al.: Seizures after intracerebral hemorrhage; risk factor, recurrence, efficacy of antiepileptic drug. J Neurol Sci 2015;359:318-322.

8) Beghi E, et al.: Recommendation for a definition of acute symptomatic seizure. Epilepsia 2010;51:671-675.

9) Zöllner JP, et al.: Seizures and epilepsy in patients with ischaemic stroke. Neurol Res Pract 2021;3:63.

10) Galovic M, et al.: Prediction of late seizures after ischaemic stroke with a novel prognostic model (the SeLECT score): a multivariable prediction model development and validation study. Lancet Neurol 2018;17:143-152.

11) Sinka L, et al.: Association of Mortality and Risk of Epilepsy With Type of Acute Symptomatic Seizure After Ischemic Stroke and an Updated Prognostic Model. JAMA Neurol 2023;80:605-613.

12) Haapaniemi E, et al.: The CAVE score for predicting late seizures after intracerebral hemorrhage. Stroke 2014;45:1971-1976.

13) van Tuijl JH, et al.: The occurrence of seizures after ischemic stroke does not influence long-term mortality; a 26-year follow-up study. J Neurol 2018;265:1780-1788.

14) Hansen J, et al.: Cause of death in patients with poststroke epilepsy: Results from a nationwide cohort study. PLoS One 2017;12:e0174659.

15) Arntz RM, et al.: Poststroke Epilepsy Is Associated With a High Mortality After a Stroke at Young Age: Follow-Up of Transient Ischemic Attack and Stroke Patients and Unelucidated Risk Factor Evaluation Study. Stroke 2015;46:2309-2311.

16) Xu T, et al.: Association between seizures after ischemic stroke and stroke outcome: A systematic review and meta-analysis. Medicine (Baltimore) 2016;95:e4117.

17) Doerrfuss JI, et al.: Etiology-specific response to antiseizure medication in focal epilepsy. Epilepsia 2021;62:2133-2141.

18) Larsson D, et al.: Association Between Antiseizure Drug Monotherapy and Mortality for Patients With Poststroke Epilepsy. JAMA Neurol 2022;79:169-175.

19) Yoshimura H, et al.: PROPOSE Study Investigators. Impact of Seizure Recurrence on 1-Year Functional Outcome and Mortality in Patients With Poststroke Epilepsy. Neurology 2022;99:e376-e384.

Chapter 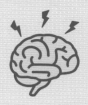 4

外来相談は人生の『好転化』のチャンス

働き世代のてんかん患者が直面する課題は多岐にわたります．たとえば「妊娠」「出産」「就労」「車」など，生活の基盤となる問題に対応する必要があります．

一般化できる対応策はありませんが，患者さんとその周辺を含めた情景の総体を捉えた個別対応を考えてみましょう．

薬の調整ができるのは当たり前だとすれば，内科医の存在価値はその外野にあるはず．

Chapter 4　外来相談は人生の『好転化』のチャンス

Case 17　『減薬』を試みた長期で多剤併用中の青年

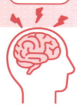

> PNES を合併したてんかんと前医で診断された症例が転居で紹介となりました．抗発作薬はなんと6種類．減薬を試みた結果どうなったか，みていきましょう．

紹　介　状

症　例　30代の男性

紹 介 状　① 後頭葉てんかん
② 心因性非てんかん発作（PNES）

紹介内容　中学生の頃，小児科で後頭葉てんかんと診断された症例です．成人になってからは精神科でフォローしており，PNES の合併もありました．専門外来で今後のフォローをお願いします．

処 方 歴　ラモトリギン（LTG）250 mg，レベチラセタム（LEV）1,500 mg，フェノバルビタール（PB）200 mg，ガバペンチン（GBP）1,800 mg，クロバザム（CLB）10 mg/日，頓用：ジアゼパム（DZP）5 mg

最近の発作パターンと解釈
① PNES：倒れて，上下肢・体幹を屈曲させ細かく振るえ，目は閉眼
② PNES：倒れて，体幹をのけぞるように伸展させ全身が強直し，目は上転

Case 17 『減薬』を試みた長期で多剤併用中の青年

③焦点意識保持発作（focal aware seizure：FAS）？：（小児期のみ）火
の粉が飛んできたように見える→意識を失い，転倒
①と②については同時記録の脳波で異常なく最終的にPNESと診断さ
れたそうです．ただし③の発作症状から真の発作の混在と考えて当時は
小児科で後頭葉てんかんと診断されたようです．なお成人になってから
はこの視覚性の発作はありません．

解 説

「てんかんに合併したPNES」の症例では「PNES単独」の可能性は
ないかという視点も必要です．そこで病歴をみると後頭葉てんかんとさ
れた根拠は「火の粉が飛んできたように見えてから倒れる」というもの
でした．ですが，この視覚性の症状も，ひどければ最終的に「倒れる」
わけですから，発作の行き着く先は「PNESで倒れる」と同じ終着点で
す．よって，変に難しく考えなければ，「多彩なパターンはあるものの
最終的には倒れるPNES」と一括できると思います．無理に『PNES』
と『PNESではないかもしれない発作』を区分する必要はないでしょ
う．てんかんのオーバートリアージは避けるべきです．
　そこで，この症例はPNESのみと判断し，フォローすることにしま
した．もちろん，本人に「てんかんはない」と出し抜けに伝えたりはし
ません．てんかんや知的障害のないPNESの背景はとても複雑なケー
スが多いですし，治療歴が長いほど，安易な発言は控えるべきでしょ
う．薬剤調整の正解を急ぐのではなく，患者－医師関係の構築が優先さ
れます．まずは，この人（担当医）は敵ではないと思ってもらうことが
大事だと思います．

239

Chapter 4 　外来相談は人生の『好転化』のチャンス

 ## 本人にメリットを感じてもらう薬剤調整

　てんかんではないと判断し，不要な薬剤を早々に整理したいところですが，急いてはことを仕損じます．もちろん本人の了承が必要ですが，大事なことは「減量に同意させるための丁寧な説明」ではありません．そもそも，同意させるというアプローチがおそらく間違っていて，むしろ「本人から望んで減量したくなる，本人から減量の申し入れがある」という状況を目指すべきです．そのためのノウハウは症例毎の個別性が高いため一般化はできませんが，この症例では以下の3つがポイントでした．

> ① 本人の症状を否定しないこと
> ② 説明のタイミングを見計らうこと
> ③ 治療の主導権を主治医が意識しすぎないこと

　特に，二つ目の「タイミングを見計らう」は大事だと思っています．たとえばこの症例では1年フォローしたのちに，ある程度のラポール形成の感触を確かめたうえで減薬を試みることになりました．最初の1年でPBを減量し，次の1年で完全に中止しました．さらに次の1年でLEVを中止し，続けてGBPとCLBも1年弱かけて中止し，最終的にはLTG単剤となりました．

[てんかんのないPNES]

　本例は後頭葉てんかんにPNESの合併だと判断されていましたが，実際にはPNES単独という最終診断でした．てんかんの除外に自信が持てないときときこそ，発作の3原則に頼りましょう．「毎回同じ」「短い」「突然はじまり，突然終わる」を満たしていないのであれば強い気持ちで除外するという心構えも大事だと思います．
　PNES単独と診断確定するにはビデオ脳波モニタリングが必要ですが，実臨床ではアクセスが悪いことも多いでしょう．そのようなときは抗発作薬の漸減中止を試みることは選択肢です．ただし抗発作薬の中止

においては，そのリスク（たとえば，再発がてんかん重積状態への進展，あるいは関連死のリスク）を説明する必要が確かにあります．一方で，抗発作薬中止とその後のてんかん重積状態や死亡のリスク増加の関連を示す明確なデータは存在しませんので[1]，過度にリスクを説明する必要もないと私は思います．なお，どの程度のスピード感で減量をしていくべきかについても明確なエビデンスはありません．そこで実臨床では「いつまでに離脱したいか」と「発作再発のリスクや，臨床的・社会的インパクト」に応じたトレードオフとなります．私は，今回の症例のように薬剤調整を急がない場合には，一日投与量の1〜2割程度を1〜2か月の間隔で一剤ずつ減量していくことが多いです．

本例のその後

（1）発作は再発しても耐えられるように

前述のようにおよそ3年間かけて4種類の抗発作薬を中止し，LTG単剤となりました．その減量過程で，ちょっとした軽い「発作」の再発はありました．具体的には，過去のPNESのような大きな発作ではなく，それよりももっと軽い，つまり「PNES」の一歩手前のような感覚がたまにあったようです．それでも，救急外来に駆け込むことなく，耐えることができました．なぜでしょうか？　本当の理由はわかりませんが「減量しても大丈夫だったという成功体験」や「PNESは仮に再発しても危険ではないという正しい認識」が功をなしたのかもしれません．あるいはPNESは「抗発作薬が効かない発作」という説明を聞いて，効果のない薬ならやめていきたいと自ら申し出たプロセスがよかったのかもしれません．

なお，この症例は減薬とともに仕事効率もあがったことを自覚していましたので，他剤併用による鎮静作用から抜け出せたこともポジティブに作用した可能性があります．そして，PNESの最初の治療目標は救急外来を受診しなくなることです．よってそこに到達できた時は，その事実を患者さんと共有するようにしましょう．

(2) 減薬とともに歩行可能になる

　実はこの症例にはまだ続きがあります．この症例はいつもヘルパーさんとともに車椅子で入室されました．歩けないのです．ただし，その姿勢や体格などをみれば「おそらく歩けるのだろう」という印象が初診時からありました．つまりPNESだけでなく「歩けるはずなのに歩けない」という**機能性神経障害（functional neurological disorder：FND）**も認めている症例でした．初診時の段階から気にはなっていましたので「車椅子なのですね？」という程度でまずは探ってみましたが，本人からは「そうなんです」という返事だけでしたので，それ以上の詮索はやめました．経過の長いFNDに対して慌てて介入してもいいことはありません．いったんは「（本当は歩けそうなのに）車椅子で来院していること」を否定しないことにしました．

　前述のように，この症例は抗発作薬の減量過程でPNESが消失したのですが，実はPNESだけでなくこのFNDの症状（歩けるはずなのに車椅子）も自然と改善したのです．というよりは，抗発作薬が減っていくと，車椅子で来院していたのがいつの間にか杖歩行で入室するようになっていました．「もうその杖さえも不要そう」と視診上は感じましたが，正解は「杖で頑張って歩けるようになったのですね」と事実を認めるコメントです．本人としては，そもそも「頑張って薬の減量を試みて，小さな発作（PNES）がたまにあったとしても救急外来を受診せずに耐えてきた背景があるわけですから，そこだけでも評価すべきで．さらに「杖で歩こうとしている本人の努力」についても認めてあげることが大事．褒める必要はなく，杖で歩いているという事実を主治医として認識していること伝わればよいと思います．

・PNESの薬剤整理は焦らずに
・本人のモチベーションを常に意識する
・大事なことは「タイミング」と「距離感」

　なお，薬の減量や中止については，次の**Case 18**も紹介したうえで解説したいと思います．

文献

1) Gloss D, et al.: AAN Guideline Subcommittee. Antiseizure Medication Withdrawal in Seizure-Free Patients: Practice Advisory Update Summary: Report of the AAN Guideline Subcommittee. Neurology 2021;97:1072-1081.

Chapter 4 外来相談は人生の『好転化』のチャンス

Case 18 『妊娠希望』の多剤併用中の症例で減量してみた

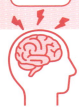

妊娠希望のあるてんかん患者で，妊娠に向けた薬剤調整のために紹介となりました．

紹　介　状

症　例 30代後半の女性

紹介目的 小児期からてんかんの治療を受けています．当時から，脳波の異常があるため薬の減量は困難といわれていたそうです．そのため，成人となってからフォローしていますが，処方は変えていません．最近結婚され，妊娠を希望されています．妊娠に向けての薬剤調整をお願いします．

処方歴 フェニトイン（PHT）200 mg，バルプロ酸（VPA）400 mg，フェノバルビタール（PB）60 mg/day

 初診時の問診ポイント

まずはてんかんの病歴を確認します．小児期に発症したてんかんであれば，初発年齢，その後の経過，そして熱性けいれんなどの initial precipitating injury（Note.『てんかんの危険因子（p58）』を参照）についてチェックします．加えて特発性全般てんかんの素因がないかもルーチンでチェックしましょう．

Case 18 『妊娠希望』の多剤併用中の症例で減量してみた

- 初発年齢：生後8か月
- 経過：3歳までけいれん発作が頻発していたが，中学生の頃には発作はかなり減少し，20代以降は明らかな発作なし
- 発作型
  ① 焦点意識保持発作（focal aware seizure：FAS）：光を見ていると，虹色に見えるようになって直視できなくなる（現在もあり）
  ② 全般強直間代発作（generalized tonic-clonic seizure：GTCS）：明確な前兆なく出現（13歳頃が最終発作）
- 熱性けいれんの既往：あり（詳細は不明）
- 光過敏性：あり（光をみると気持ち悪くなる．ただし，意識減損やけいれん発作などに進展はしない）
- 頭部外傷やてんかんの家族歴なし

脳波と脳MRI

脳波

脳MRIに異常なく，また脳波検査でもてんかん性放電を認めませんでした（図1）．

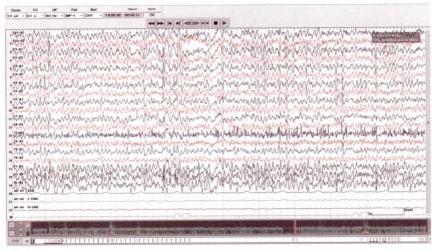

図1 発作間欠期脳波

なお，この脳波の DSA（density spectral array）をみると，10 Hz 帯域のバンド状の活動を終始認めますので（図2の矢印），この脳波検査では覚醒時のデータしか記録できていないことがわかります．睡眠脳波のほうが，てんかん性の活動を認めやすいので，必要なら再検査も検討しなければいけません．

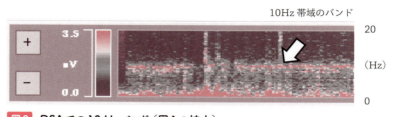

図2 DSAでの10 Hzバンド（図1の拡大）

 ## 妊娠に向けた計画的な薬剤調整

現在の処方内容（PHT，VPA，PB）であれば，催奇形性のリスクがあることを説明し，葉酸の補充に加えて薬剤整理することになりました．そこで決めなければいけないことが2つあります．
① 何歳までに出産したいと考えているか
② 薬剤整理の過程で発作が出現することをどこまで許容できるか

もちろん，最短で安全に，適切に薬剤調整を行うことが理想ですが，減量のスピード感を優先すれば，発作の再発リスクはおのずと高まります．そのため「発作が再発してしまった時の弊害」と「いつまでに妊娠を希望しているのかという人生設計」さらには「加齢による妊娠・出産のリスク」などを鑑みて，どこかでトレードオフすることになります．

 ## 本例のその後

この症例では，PHT，VPA，PBのうちまずはPHTから半年かけて漸減中止しました．続けてPBの減量を開始しました．PBの投与量が30 mg/dayとなった段階でレベチラセタム（LEV）を追加しPBの漸減中止を試みました．PB中止後，一過性にけいれん発作がありましたが，離脱発作と判断し，薬の量を元に戻さずにそのまま経過をみたところ，その後に再発はありませんでした．ただし脳

Case 18 『妊娠希望』の多剤併用中の症例で減量してみた

波を再検すると，右後頭部（T6）での spike を認めました（図 3 黒矢頭）．減薬に伴い脳波異常が顕在化したようです．

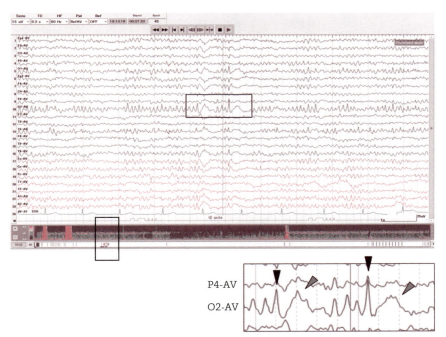

図3 脳波：右後頭部のspike

ただし，臨床的な発作の再発はないため，予定どおり VPA の減量を進めました．そして，最終的には LEV 1,500 mg/day の単剤でコントロールできるようになりました．LEV 単剤で脳波異常までを完全に抑制することはできませんでしたが，催奇形性のリスクを考え，LEV 単剤のままで経過をみることにしました．幸い臨床的な発作の再発はありませんでした．

 減薬の期間の設定

急ぐ理由がなければ「薬剤変更はゆっくり」が基本です．なぜなら血中濃度の急激な変化は発作を誘発しうるからです．血中濃度が急に低下しないように漸減

247

しましょう．イメージとしては鍋の中のカエルのたとえ話（突然熱湯に入れれば飛び出して逃げるが，水に入れた状態で常温からゆっくり沸騰させると危険を察知できず，そのまま茹でられてしまう）と同じで，薬が減っていることを脳に悟られないようなさじ加減がポイントです．ただし，最終的に薬をやめられるかどうかと，減量スピードは基本的に関係はなさそうです（小児データですが，投薬が必要な症例ではゆっくり減らしても再発するのです[1]）．

 ## 脳波所見の補足

　脳波の spike について補足します．図3のDSA（黒枠）をみるとこの spike は後頭部優位律動が持続しているタイミングで発生しています．そのため，波形的にも若年性後頭部徐波が鑑別です．ですが，若年性後頭部徐波は20代前半までで認める正常亜型です．また今回の症例では，減薬前の脳波でこの spiky な所見はありませんでした．よって正常亜型ではなく，spike と判定します．

ポイント

- 減薬の期間とゴールを患者と共有する
- 投与量が変わったということを脳に気づかれないくらい「ゆっくり少しずつ」が原則

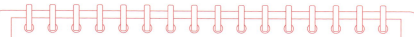

Note.　てんかん診療に強くなる

抗発作薬の減量や中止

　ここでは抗発作薬の断薬について触れたいと思います．まず，抗発作薬の治療では，長期使用による副作用に配慮が必要で，加えて精神的あるいは経済的な負担も無視できません．そこで，治療によって長期に発作が抑制できていれば，薬をやめることができるのかを考える必要もあります．諸外国のガイドラインなどをみると，抗発作薬での治療で発作が消失して2年以上が経過して

いれば，減薬を検討することが推奨されています．しかし，てんかんは非常に多様な疾患の集合体であるため，一般化できるような減量のプロトコールは存在しません．たとえば小児期に発症する自然終息性てんかんであれば，思春期以降で発作が自然に止まり脳波異常も消失していきます．逆に思春期以降で発症するてんかん，たとえば特発性全般てんかんは基本的に自然終息しません．そこで断薬を試みる際には，症例毎に発作再発のリスクについての事前評価が重要となります．

1. 抗発作薬の中止：予測スコア

　従来，断薬後の再発率は 12～65% とばらつきがあり，質の高いデータではありませんでした．もちろん研究デザインの影響も考えられます．たとえば寛解期間が 6～12 か月の患者の休薬後の再発率は後ろ向き研究では 12.4%～35% で，前向き研究では 26% でした．そして寛解期間が 2 年以上あるいは 4 年以上の集団での再発率は 22.8%～100% と 57%～64.6% という結果で，発作の寛解期間の長さと断薬リスクに必ずしも強い関連性は示されませんでした[2]．そこでメタアナリシスが行われ，中止後の発作再発リスクの予測スコアが提唱されました[3]．それが表 1 で，12 個の臨床項目に基づいて，リスクが計算されます．

　この予測スコアは，ウェブ上でも利用できますので，ぜひ一度試してみてください（http://epilepsypredictiontools.info/aed-withdrawal）．ちなみに今回の症例の該当データをこのスコアリングにあてはめてみると以下の予測値が与えられました．

・2 年以内の発作再発リスク：24%
・5 年以内の発作再発リスク：33%
・1 年の発作なしの期待：98%

　薬を減量するかどうか患者さんと相談するうえで，参考になると思います．

Chapter 4 外来相談は人生の『好転化』のチャンス

表1 中止後の発作再発リスクの予測スコアの評価項目

- 寛解に至るまでの罹病期間
- 最終発作からの期間
- 抗発作薬の種類
- 発症年齢
- 性別
- てんかんの家族歴
- 熱性けいれんの既往
- 寛解に至るまでの発作回数：10回以上か未満
- 自然終息型（self-limiting）な症候群
- 知的障害の有無
- 焦点発作の有無
- 現在の脳波異常

（文献3より改変）

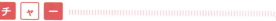

てんかんは治るのか？

「てんかんは治りますか？」と患者さんに聞かれることは多いと思います．まずは定義を確認しましょう．国際抗てんかん連盟（International League Against Epilepsy：ILAE）の2014年のてんかんの臨床的定義に基づけば「10年間発作がなく，抗てんかん薬を少なくとも5年服用していない状況」を「てんかんは消失した（resolved）」と定義しています．つまり，適切な治療を継続することで，てんかんは消失する場合があることが示されています．もちろん，ここで定義されている10年間という期間そのものについては今後も議論の余地はあるでしょう．

ただし，成人てんかんの実臨床で，てんかんが消失したと感じるケースはあまりなく，様々な理由で長期的な内服治療を余儀なくされます．そのため「内服は一生ですか？」と聞かれれば「一生のつもりでしっかり治療しましょう」と回答することに違和感はありません．一方で，いざこれから治療をはじめようとする新規の患者さんに対して「内服は一生のつもりで」と説明するのはハードルが高いと思いませんか？　なぜ

なら，まだ飲んでもない薬を，これから数十年も飲まなければいけないと思うと，どうしてもネガティブになります．てんかんという診断そのものもまだ十分に受け入れられていないような「診断ほやほやの患者さん」にとって，「生涯の服薬の約束」という単語は決してフレンドリーではありません．

そこで私は「てんかんは治りますか？」と患者さんに聞かれれば，「治ると思いますよ」と答えています．前述のILAEの定義もそうですし，てんかん焦点切除術により発作が消失するケースもあります．それに5年後や10年先の未来の医療を予測することは不可能だということを私たちはCOVID-19時代でも学びました．てんかん診療では服薬アドヒアランスがとても重要です．そう考えると「一生飲むのか，飲まないのか」という不毛な議論よりは，まずは現在の発作と向き合い，その治療に注力すること，そうすればきっと将来，薬がいらなくなるチャンスも増えるのではないかと，治療に前向きになれるように伝えています．医療は目まぐるしく進歩しますので「現在」直面している発作をないがしろにしていては，「将来」くるかもしれない完治のチャンスを失うことになると．

Note. てんかん診療に強くなる

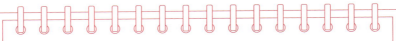
妊娠に向けた計画的な薬剤調整

本例の女性は妊娠希望があり妊娠に向けた薬剤調整で受診しました．このケースのように，妊娠可能年齢の女性では，周産期の安定した管理のため，『妊娠前』の適切な薬剤選択と用量調整が重要で，妊娠前カウンセリングも推奨されます．

1. 周産期の管理

まずはてんかんと妊娠について，一般的なことを押さえておき

ましょう．てんかん患者の9割以上で通常の出産は可能です．一方でリスクもあり，てんかん患者における周産期の母体死亡リスクは，てんかんのない妊婦と比較して10倍以上あるとされています[4]．近年に実施されたメタアナリシス研究でも，てんかんを有する女性では流産（オッズ比1.62，95%信頼区間1.15-2.29），死産（オッズ比1.37，95%信頼区間1.29-1.47），早産（オッズ比1.41，95%信頼区間1.32-1.51），母体死（オッズ比5.00，95%信頼区間1.38-18.04）でリスクが示されました[5]，適切な周産期管理のための知識と準備が必要であることはいうまでもありません．

表2 妊娠・出産とてんかんのポイント

- 大半のてんかん患者は，通常の出産が可能
- 催奇形性のリスクの低い薬剤を選択
- 葉酸の補充
- 可能な限り単剤療法
- 必要最低限量
- 周産期の発作頻度の変化に注意
- 許容できる発作のレベルがあれば，その設定と共有

そこで，妊娠する前に，いかに適切に薬剤選択と調整を行うかが重要となります（表2）．周産期の各フェーズにおいて，注意すべきことを把握し，産婦人科や新生児科と連携をとりましょう（図4）．

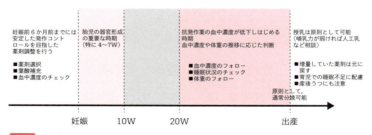

図4 周産期におけるてんかんの管理

2. 催奇形性

妊娠第1期での抗発作薬の服用は児の奇形発生のリスクとなり，その発生率は，てんかんのない一般集団より約2倍高くなるとさ

れています．ただし前提として，そもそも一般集団でも大奇形の
発生は2〜3％程度あるとされています．つまり，2〜3％は誰しも
が請け負っている大奇形のリスクの『ベースライン』なのです．
そのため，このベースラインよりいかに高リスクか低リスクかで
議論します．まず，VPAが高リスクに該当します．LEVとラモ
トリギン（LTG）が低リスクです．中間リスクにはカルバマゼピン
（CBZ）やPB，PHT，トピラマート（TPM）が該当します．高用
量や他剤併用はリスクをさらに高める因子となります．以下が薬
剤選択の原則です．

・可能な限り単剤
・必要最低限の投与量（危ない発作の抑制のための）
・VPAを避ける

---

3. 妊娠期間での発作頻度の変化

　大半の症例で，周産期で発作の頻度は変わることなく，妊娠出
産を終えます．一方で，一部の症例では発作頻度に変化がみられ
ます．妊娠期間中のライフスタイルの変化や，体重増加（循環血漿
量の増加）に伴う血中濃度の変化などに起因します．報告によりま
ちまちですが，10〜20％の症例で発作頻度は減少し，20〜30％
で増加する[6]とされてきました．

　ですが，近年実施された前向き多施設共同観察研究にて，351
名のてんかんのある妊婦と，109名の対照者（妊娠していない女性
のてんかん患者）を同時に1年半にわたって追跡調査したところ，
両群での発作頻度の増加率は同じでした[7]（図5a：妊娠群で
23％，対照郡で25％）．つまり，妊娠期間中で発作頻度が変化し
たように見えるのは，ナチュラルコースでもありえる範囲内の変
化量だったのです．ただし，この研究では，観察期間中に抗発作
薬の用量変更を受けたのが妊娠群で74％と有意に多いという結果
でした（対照群では31％）（図5b）．つまり，**周産期での適切な用
量調整により，妊娠していないてんかん患者と同程度の発作変化
量にコントロールすることができた**，とも解釈できます．

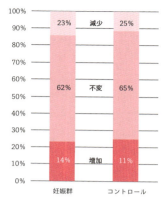
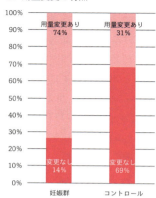

図5 妊娠中の発作頻度の変化と薬剤変更

(文献7を参考に作成)

4. 妊娠期間の発作と血中濃度の変化

　妊娠中であっても発作時の対応は通常時と基本的には同じです．特に全身けいれん発作（強直間代発作）は，早産のリスクにつながるため，予防と対策がかかせません[8]．一方で，前述のように妊娠初期においては内服薬は必要最低限量に止めるべきです．発作が心配だからといって過剰に投与していては，二律背反です．そこで「許容してもよい発作の閾値設定」を症例毎に検討する必要があります．

　そのためにも大事なことは，妊娠前に「十分な発作コントロールが期待できる投与量としての血中濃度」を確認しておくことです．なぜなら，妊娠中には腎クリアランスの増加によりLEVの，肝代謝の亢進でLTGの血中濃度が低下するからです．発作の増悪時や血中濃度の低下時には薬剤増量も考慮します．

産褥期の対策も忘れない

　てんかんは，妊娠中および産褥期での妊産婦死亡のリスク増加と関連しており，そのリスクの一つにてんかんの突然死（SUDEP）も指摘されています[9]．よって周産期のすべての期間で発作コントロールが大事なことはいうまでもありません．妊娠中期では，薬物血中濃度の低下に起因した発作を予防するために抗発作薬を増量することがあります[10]．そして産褥期では，ストレスの増加や睡眠の妨げで発作が起こりやすい時期だと考えられていますが，妊娠中期に増量していた抗発作薬の用量をもとに戻しておくことも大事です．なぜなら，妊娠中期に上昇していた抗発作薬の血中濃度は産後速やかにベースラインに戻るからです[11]．自験例では「里帰り出産」をした患者さんで，その産褥期で脳神経内科の再診が遠のき，妊娠中に増量していたLEVを産褥期に減量することができずに，産後のLEVの血中濃度が顕著に上昇した症例を経験しました[12]．産後の慌ただしさで予定通りに再診できない可能性も考慮したうえで，産後の薬物調整プランについて患者本人にしっかりと事前に説明しておくことが大事だと思います．

 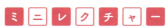

葉酸の投与量はよくわからない

　妊娠可能な年齢でのてんかんのある女性患者において，日本てんかん学会のガイドラインでは「非妊娠時0.4 mg/day，妊娠時0.6 mg/day，授乳期0.5 mg/day」での葉酸の補充を推奨しています．ここで2つの問題があります．
　① 0.4〜0.6 mg/dayという少量をどのように投与するか
　② 大は小を兼ねるのか

Chapter 4　外来相談は人生の『好転化』のチャンス

　そもそも葉酸を補充する目的は何かというと，神経管閉鎖障害の発生
リスクを軽減させるためです．葉酸は細胞増殖に必要な DNA 合成にか
かわりますので，妊娠初期という胎児の細胞増殖が活発な時期でこの葉
酸が欠乏していると，神経管閉鎖障害（おもに二分脊椎）のリスクとな
ります．抗発作薬（特に VPA や CBZ）の服用で葉酸が減少するため，
血中濃度を測定したうえで，補充が推奨されています．

(1) 大は小を兼ねるのか？

　日本てんかん学会のガイドラインでは 0.4〜0.6 mg/day での葉酸補
充が推奨されていますが，葉酸を処方するにはフォリアミン®（5 mg）
という薬剤しかなく，この用量には不向きです．そのため，フォリア
ミン® 5 mg/day で投与されているケースもあるでしょう．

　ここで問題となるのが，大は小をかねるのかという問題です．葉酸の
過剰投与による弊害は従来から指摘されていて，気管支喘息や白血病の
リスクなどがありますが，これらに対する否定的なデータもあり結論は
出ていません．近年の北欧での研究でも，てんかんの母親から生まれた
27,784 人の子どものうち，5,934 人（21.4％）が高用量葉酸（平均
4.3 mg）に曝露しており，その曝露があった児の癌の発症リスクは曝
露がなかった児に対して 2.7 倍高かったとされます．よって手放しに
高用量（大は小をかねる）を推奨することはできません．もちろん，因
果関係が証明されたわけではありませんので慎重な解釈が必要です．実
際に，先の疫学研究でも，高用量の葉酸を摂取した健常者の母に限れ
ば，児の癌の発症リスクは上昇していませんでした．つまり，葉酸だけ
の問題でもないということになります．他には発達への影響も注目され
ており，一般女性を調査したスペインの多施設共同研究では，高用量の
葉酸（5 mg 以上）を摂取した女性から出生した児における 1 歳時の精
神運動発達指数が低かったことを報告しています[13]．

(2) 市販のサプリは？

　葉酸 0.4〜0.6 mg/day の補充については，市販のサプリメントを使
うという選択肢があります．ただし葉酸サプリメントの摂取に関して，
質の高いエビデンスは確立されていません．よって，リスクに応じた使

い分けは必要だと思います．具体的には，VPA や CBZ を使用中，過去に神経管閉鎖障害の既往がある，などのリスクがある症例では「多少の大は小をかねる」を適応させてもよいと思います．ただし過度な過剰摂取は避けるべきであり，葉酸濃度のフォローが大事でしょう．一方で，リスクの低い症例では市販のサプリメントでの補充を提案しています．

Column

てんかん合併妊娠と児の知能

　てんかん合併妊娠での VPA 投与については，大奇形の発生リスク以外に，児の神経発達や知能への影響が指摘されています．単剤療法を受けていたてんかんのある妊婦を前向きに観察した研究では，VPA の曝露が 6 歳時の IQ 低値と関連していることが示されました（母親の IQ，抗発作薬，投与量，出生時期，葉酸投与などの因子で調整）[14]．VPA に曝露された児では言語能力や記憶能力などの指数が低く，また用量依存性にリスクが高まる傾向も示されています．さらに，VPA の曝露は自閉スペクトラム症など，発達へのリスクも指摘されています[15]．

文献

1) Gloss D, et al, AAN Guideline Subcommittee.: Antiseizure Medication Withdrawal in Seizure-Free Patients: Practice Advisory Update Summary: Report of the AAN Guideline Subcommittee. Neurology 2021;97:1072-1081.

2) Yang W, et al.: Prediction of the recurrence risk in patients with epilepsy after the withdrawal of antiepileptic drugs. Epilepsy Behav 2020;110:107156.

3) Lamberink HJ, et al.: Individualised prediction model of seizure recurrence and long-term outcomes after withdrawal of antiepileptic drugs in seizure-free patients: a systematic review and individual participant data meta-analysis. Lancet Neurol 2017;16:523-531.

Chapter 4　外来相談は人生の『好転化』のチャンス

4） MacDonald SC, et al.: Mortality and Morbidity During Delivery Hospitalization Among Pregnant Women With Epilepsy in the United States. JAMA Neurol 2015;72:981-988.

5） Mazzone PP, et al.: Comparison of Perinatal Outcomes for Women With and Without Epilepsy: A Systematic Review and Meta-analysis. JAMA Neurol 2023;80:484-494.

6） Eadie MJ: Pregnancy and the Control of Epileptic Seizures: A Review. Neurol Ther 2021;10:455-468.

7） Pennell PB, et al.: MONEAD Study Group. Changes in Seizure Frequency and Antiepileptic Therapy during Pregnancy. N Engl J Med 2020;383:2547-2556.

8） Rauchenzauner M, et al.: Generalized tonic-clonic seizures and antiepileptic drugs during pregnancy--a matter of importance for the baby? J Neurol 2013;260:484-488.

9） Edey S, et al.: SUDEP and epilepsy-related mortality in pregnancy. Epilepsia 2014;55:e72-74.

10） Leach JP, et al.: Epilepsy and Pregnancy: For healthy pregnancies and happy outcomes. Suggestions for service improvements from the Multispecialty UK Epilepsy Mortality Group. Seizure 2017;50:67-72.

11） Klein A: The postpartum period in women with epilepsy. Neurol Clin 2012;30:867-875.

12） Kikumoto M, et al.: Seizure Deterioration with Increased Levetiracetam Blood Concentration during the Postpartum Period in Refractory Temporal Lobe Epilepsy. Intern Med 2022;61:1237-1240.

13） Valera-Gran D, et al.: Infancia y Medio Ambiente（INMA）Project. Folic acid supplements during pregnancy and child psychomotor development after the first year of life. JAMA Pediatr 2014;168:e142611.

14） Meador KJ, et al.: NEAD Study Group: Fetal antiepileptic drug exposure and cognitive outcomes at age 6 years（NEAD study）: a prospective observational study. Lancet Neurol 2013;12:244-252.

15） Christensen J, et al.: Prenatal valproate exposure and risk of autism spectrum disorders and childhood autism. JAMA 2013;309:1696-1703.

Chapter 4　外来相談は人生の『好転化』のチャンス

Case 19　『学校』でしか発作が起きない教諭

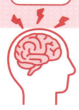

中学校の教諭として勤務をはじめてから，発作を繰り返すようになった20代の女性．治療を強化するも発作は完全に抑制できず，また，なぜか学校でしか発作は起きません．心因性との鑑別が問題でした．

紹　介　状

症　例　20代女性

　中学校での勤務中に左半身優位のけいれん発作が出現し，救急搬送されました．その後に同様の発作をくり返し，てんかんとしてレベチラセタム（LEV）1,000 mg/dayが開始されました．しかし月に1回の頻度でけいれん発作を再発したため，ラコサミド（LCM）200 mg/dayを追加しました．発作の頻度は減ってきていますが，それでも完全には抑制できていません．難治てんかんとしての精査をお願いします．なお，理由は不明ですが，学校での勤務中にしか発作は出ていません．心因性の合併の可能性もあるのでしょうか？

問診の準備

　紹介状にもあるように，なぜか学校でしか発作が起きていないという症例．職業柄，ストレスは多いのかもしれません．まずは発作の3原則とともに問診では以下の点を把握しましょう．

- どのような状況で（本人が何をしているときに）
- どのようなことを感じたか
- どのように変化していったか

なお，てんかんの初診外来では，オープンクエスチョンがあまり有効でないことがしばしばあります．というのも，患者自身が発作を自覚できていない（気が付いたら気を失っている）ケースも多いからです．そのため，適宜，クローズドに聞く必要があります．

また，発作症状にてんかんらしさがあるかの確認では，脳の機能局在をイメージしながら問診します（図1）．特に，発作が広がっていくプロセスが脳機能局在として矛盾しないかが大事です．

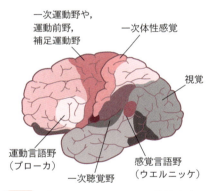

図1 ブロードマン脳地図と脳機能局在

 実際の診察室の様子

 学校でけいれん発作があったのですね？

 そうですね，もう何度も搬送されています

Case 19 『学校』でしか発作が起きない教諭

気がついたら倒れている？

はい，気がついたら救急隊が来ていて…（注1）

注1：「気がついたら救急隊が到着していた」や「気がついたら救急車内だった」はてんかん発作で多い病歴です

発作がはじまる直前は何か感じるものがありますか？前兆的なものは？

……（注2）

注2：「前兆があるか？」と漠然に聞いても，てんかん診療ではスムーズに回答を得ることは少ないかもしれません

『あ，発作がはじまる！』という感覚や『来たな！』という感じがあったりしますか？

そうですね，それはあります．あ，来たなって思います（注3）

注3：「あ，来た！」というような抽象的な表現が，てんかん患者の発作の捉え方としては，しっくりくることがしばしばあります

で，それを感じた後は，もうけいれんしている？そして，記憶がない？

はい，そうです，そうです．けいれんしたらもうわからないですね

261

Chapter 4 外来相談は人生の『好転化』のチャンス

そのけいれんする直前の『来たな』っていう時に，頭の中ではどんな感じがしていますか？ グワっと迫ってくる感じとか，気持ち悪い感覚とか，フワフワ感とか…

なんか息苦しい感じ，はあるような気がします（注4）

注4：発作の時間軸を共有しながら確認すると，「前兆」に関するキーワードが得られることがあります

その息苦しさというのは，喉が詰まった感じですか？ それとも過呼吸のような呼吸のリズムが変になっている症状ですか？ あるいは動悸がするとか…長さは10秒くらい？

詰まった感じですね（注5）うん．10〜20秒くらい

注5：息苦しさは咽頭部の強直発作の場合もあれば，自律神経系の発作としての動機や呼吸リズムの変化，の場合がある

なるほど．では，喉の詰まりを感じた後に，左半身の突っ張った感じが出てきますか？

そう感じた時もあったと思います（注6）．だいたい毎回同じです

注6：咽頭部の症状から，左半身の強直に進展した発作の可能性

> **解説**
>
> **発作焦点の類推**
> 発作の3原則は満たしそうなので，発作症候学（semiology）として，てんかん発作らしさを詰めていきましょう．

(1) 左半身性のけいれん発作

まず病歴に「左半身性のけいれん発作」があるので，右大脳半球から出現した焦点発作だろうと推定できます．ではその発作の発生源はどこにあるのか？ そのうえでは発作のはじまりの一番最初に患者さんが何を感じたのか（つまり前兆）が大事です．ですが，発作に前兆はありますか？と漠然と問うてもなかなかうまくいかないので今回のように発作の時系列を共有しながら問診をとるとよいでしょう．

(2) 前兆の「息苦しさ」

この症例では「息苦しさ」がキーワードであり喉が詰まる感じと表現しました．よってこの息苦しさが発作なのであれば，咽頭部に関連した運動野から発生した発作と考えられます．では体性運動・感覚野の機能解剖を復習しましょう．ホムンクルスの絵はみたことがあると思います（図2）．

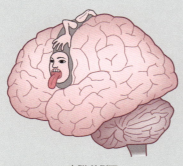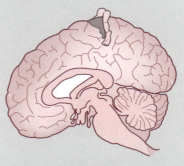

大脳 外側面　　　　　　　　　　大脳 内側面

図2　一次運動野

カナダの脳外科医である Penfield は，ヒトの大脳皮質を電気刺激することで，運動野や感覚野の位置関係を明らかにし，ヒトの大脳には一次運動野や一次感覚野など体性地図（機能局在）があることを示しました．図3にあるホムンクルス（小人）をみると，体の表面積と対応する脳の機能局在面積は1対1で対応していないことがわかります．たとえば，ヒトの体表面積のうち，顔の面積がしめる割合は小さいですが，

脳機能局在としての顔面の領域はそれなりの面積を保有しています.

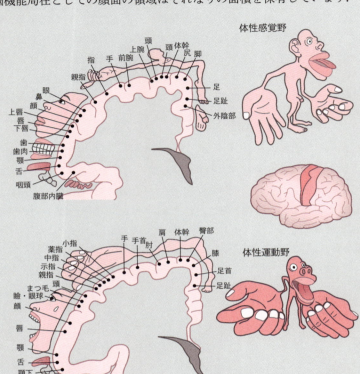

図3　一次運動感覚野

　この症例では喉の違和感を自覚しましたので「咽頭部の一次感覚野/運動野でまず発作が発生し，その後に運動野に広く発作活動が波及することで，けいれん発作に進展した」と仮説を立てることができます（図4）．発作の「発生源」とその後の「発作活動の広がり」が脳機能局在として説明可能であること，さらに再現性が認められることで「てんかん発作らしさ」が確認できます.

Case 19 『学校』でしか発作が起きない教諭

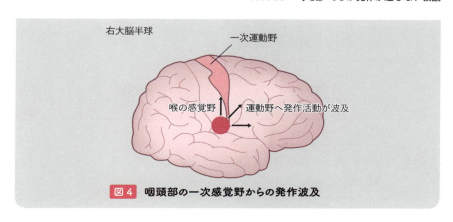

図4 咽頭部の一次感覚野からの発作波及

 実際の診察室の様子

発作の誘因のチェック

続いて発作が出現する状況も聴取します．発作の出やすいのはどのような時なのか，再現性もあわせてチェックします．この症例は，学校でしか発作が出ないといいますので，心因性であれば学校という環境に要因があるのかもしれませんし，そうでなければ学校という環境内に誘発因子がある可能性も考えます．

学校でいつも発作が出ているようですが…

そうですね，毎回学校です

学校での勤務中，どのような時に発作が出ましたか？

どんなとき…（注7）

注7：オープン過ぎると答えが出てこないことはよくあります

たとえば最後に発作があったときは何をしていましたか？

Chapter 4　外来相談は人生の『好転化』のチャンス

あ，それは，職員室でした

デスクワーク中だったんですね．発作のきっかけは？

はい，座って仕事をしていたんですが，生徒に話しかけられたときに発作が出ました

急に話しかけられたのがきっかけで発作が？

そうですね，後ろから急に声をかけてきた感じです

職員室で座ってゆっくりしている時に，どちらかというとリラックスしている状況で，つまり油断しているような状況で，不意に後ろから話しかけられた，という感じですか？

そういわれるとそうです

同じようなことは，これまでに何回かありましたか？

そうですね，生徒が後ろから話しかけてきたときに，というのはあると思います

Case 19 『学校』でしか発作が起きない教諭

他のタイミングとか状況で発作が出たことはありますか？

そういえば，職員室の電話の呼び鈴にびっくりして，発作が出たことがあります

それも，職員室でデスクワークしている時に，思いがけず呼び鈴の音が急になった，というきっかけですか？

そうですね，音が，ダメな気がします

子どもの声とか呼び鈴は，どちらかというと高い音ですが，不意に高い音が突然聞こえてくると苦手？（注8）

注8：誘因の絞り込み

そうだと思います．苦手です

確認ですが，普段の子どもとの会話中であれば，どれだけ高い声でも発作にはならない．つまり，話しかけられるだろうという心の準備ができてさえいれば大丈夫だけど，無防備に高い音が聞こえてしまうと発作につながりそう？（注9）

注9：ただの高い音では誘発されない．あくまでも『不意な音』で誘発されることの確認

確かにそうですね．急にくるのがダメだったような気がします

Chapter 4　外来相談は人生の『好転化』のチャンス

子どもの声とかチャイムとか，呼び鈴とか，要は高い音が急に鳴ることで発作が出るようですが，たとえば，これらの音で『けいれんはしなかったけど息苦しさの症状だけ出てきて，すぐに治った』ということはこれまでにありましたか？

あ，それはあります．それも発作なのですか？（注10）

注10：発作が最大化せずにとどまったことがある

30秒とか1分くらいでけいれん発作に至らずにとどまりましたか？

そうですね，30秒くらいですかね？（注11）

注11：全般化しない発作の持続時間*を確認する
*通常は長くても2〜3分で1分未満が多い

そういうときは，何か深呼吸とかして耐えしのぶ感じですか？

ですね．やばいって思って目を閉じたり深呼吸したりして，耐えています

✍ ここまでの問診をまとめると

- 子どもに急に話しかけられた時
- 職員室の呼び鈴が目の前で鳴った時

つまり「音が鳴ることに心の準備ができていない状況」で「高い音が突然鳴る」ことが発作の誘因のようでした．発作は「息苦しさとしての症状を自覚することからはじまり，その発作は必ずしも毎回全般化するわけではない」ことも確認できました．再現性があること，発作活動が進展していくことか

ら，焦点発作らしいといえます．そして音がトリガーとなっており，一次聴覚野が発作焦点にかかわっている可能性があります(図5)．

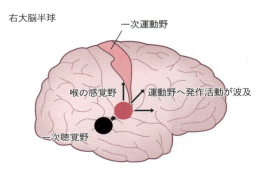

図5 聴覚屋・咽頭部の一次感覚野からの発作波及

本例の精査の結果

脳波

発作間欠期脳波では右半球性(特に右側頭部)に sharp wave を認めます(図6)．

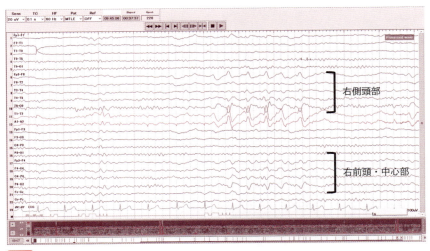

図6 右側頭部の sharp wave

脳MRI

側頭葉の内側や外側部を含めて異常はありませんでした（図7）．

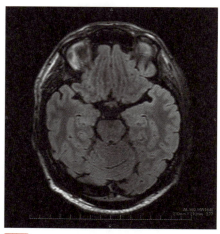

図7 脳MRI（FLAIR画像）

[発作型：FAS，FBTCS*
発作焦点：一次聴覚野（右外側側頭葉）から咽頭部の一次感覚野にかけて
てんかん分類：（MRI陰性の）焦点てんかん/右外側側頭葉てんかん]

＊FAS：意識保持焦点発作，FBTCS：二次性全般発作

　抗発作薬を2剤使用してもけいれん発作を呈しており，薬剤抵抗性です．そのため，この症例が焦点切除術などの外科治療の適応判断が必要となります．まずはてんかん焦点の確認として長時間ビデオ脳波モニタリングでの検査入院予定とし，外来ではてんかん焦点の検索としてFDG-PETでの評価を行いました．

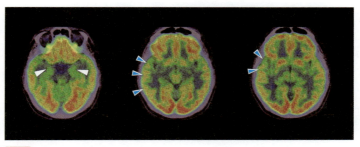

図8 脳 FDG-PET

FDG-PET

側頭葉内側部では糖代謝の低下を認めませんでした（図8 白矢頭）．一方で，側頭葉外側部ではわずかに左右差があるようにも見えます．右外側側頭部で糖代謝の低下の可能性がありそうです（図8 青矢頭）．

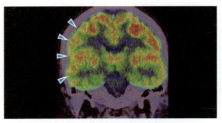

図9 脳 FDG-PET（冠状断）

冠状断でも確認すると，右半球での糖代謝の低下を認めます（図9 青矢頭）．よって，発作症状から類推していた「一次聴覚野（右上側頭回）から一次感覚野（咽頭部）」との整合性が合うことになります．ただし，脳波や PET 画像の所見を鑑みると，てんかん原性領域は比較的広範に存在する可能性があります．そのため発作焦点の同定には，長時間ビデオ脳波モニタリングでの発作時脳波の記録が必要です．

その後の治療方針

(1) 薬剤調整

　LEV 1,000 mg/day 単剤では抑制できず，前医で追加された LCM を 400 mg/day まで漸増したところ，けいれん発作（FBTCS）は完全抑制されました．ただし FBTCS に進展はしないものの FAS は低頻度でありました．脳波の再検では，同様の sharp wave が高頻度に残存していましたが，FBTCS は抑制されているため，さらなる薬剤追加はしませんでした．一般に，抗発作薬の追加は 2 剤目までは有効なことはしばしばありますが，3 剤併用となるとその効果はかなり限定的です[1) 2)]．よって「外科治療の適応がない」など何かしらの理由がない限り，3 剤目の追加を行うことはほとんどありません．

(2) 生活面のアドバイス

　この症例では「油断しているときに，高い音が突然聞こえると発作が起きやすい」という明確な誘発因子がありました．また FAS も残っていたため発作予防の観点から，マージナルゲインとして以下のアドバイスをしました．

- 職員室の呼び鈴の音を変えてもらう
- 職員室でのデスクワーク中は，呼び鈴が鳴る側に耳栓をする
- 背後から急に呼びかけられないような場所に自分のデスクを移す
- かかわる周囲の人との情報共有

①呼び鈴

　まず呼び鈴については，昔の黒電話のようなリンリンと高調な音が鳴るものでした．職員室の呼び鈴がその音でなければいけない理由はないはずですから，他のメロディーに変更してもらうことも大事なリスク管理になるでしょう．ビクッと驚愕しないような音色がよいと思います．もし諸事情で電話機や呼び鈴の種類の変更ができないのであれば，その呼び鈴が鳴る場所から少し離れた位置にデスクを配置してもらうなども選択肢です．

②デスク配置

　次に「背後から生徒に呼びかけられるリスク」ですが，これも自分の背後に通路がなければ解決できます．つまり職員室のデスクを窓側に配置換えすればよい

Case 19 『学校』でしか発作が起きない教諭

と思います．そうすれば，自分にコンタクトをとろうと近づく職員や生徒をあらかじめ視認できます（図10）．電話機から離れていて，かつ廊下側に背を向けたデスク位置を避けることがポイントかもしれません．また可能であれば，同僚など周りの人と「誘発のリスク因子を共有すること」も重要です．

(3) 薬剤調整と環境対策後の経過

内服治療にて FBTCS は完全に抑制されましたが，意識が保たれた FAS は時に出現しました．ですが，職場での「突然の音を避ける工夫」にて，FAS が出る頻度も顕著に低下し，FAS が出たとしても自分でも対処できるようになったようです．しばらくは内服調整で経過をみる方針となりました．

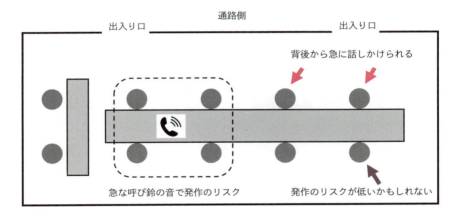

図10 デスク配置によるリスクの違い

✎ ポイント

- 発作の「はじまり部分」が発作焦点を類推するヒント
- 抗発作薬の併用は原則 2 剤まで（それでダメなら外科治療を考慮）
- 発作のリスク管理は服薬調整だけでなく，誘因に応じた環境整備も重要

Note. てんかん診療に強くなる

てんかんの画像診断

てんかん診療での画像検査の目的は3つです．

1. 診断の確からしさ

発作型－脳波所見－MRI 所見の3つの軸で整合性が取れているか確認することで「てんかんという診断」の信頼性を高めることができます．あくまでも，てんかんの診断の主軸である問診（発作型や病歴）を脳波と MRI 所見から「補強する」という立ち位置です．

2. 病因の推定

画像診断のもう一つの目的は病因の推定です．てんかんの病因は大きく分けて，構造的，素因性，感染性，代謝性，免疫性に分けられます（図11）[3]．構造的病因としては，脳梗塞のような後天的なものや大脳皮質形成異常のような遺伝学的なものも含まれます．

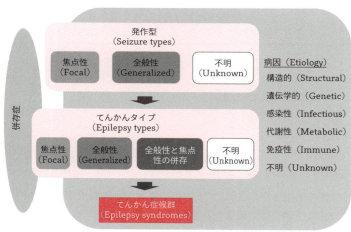

図11　ILAE てんかん分類2017

（文献3より改変）

3. 焦点の推定

てんかん焦点の局在推定（発作焦点がどこにあるか）は，発作症状から類推しますが，前述のように脳波とMRI所見も重要です．特に，外科的な焦点切除を視野に入れた場合，てんかん原性領域を，MRI以外でのモダリティーも活用して可視化させます．

図12は，FIASを呈する側頭葉てんかんの症例のMRI（FLAIR）画像です．MRIでは右の海馬で高信号変化を認めます．冠状断でみると海馬のサイズに左右差を認めます．

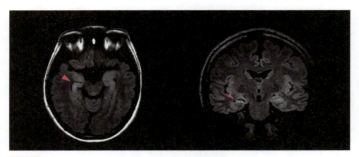

図12　脳MRI（FLAIR画像）：側頭葉てんかん

またT2強調像でみると，右の海馬での層構造が不明瞭となっていることもわかり，海馬硬化症を示唆します（図13）．

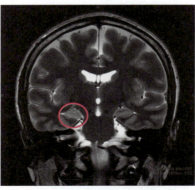

図13　脳MRI T2冠状断：海馬硬化症

同一症例の脳波では右前頭－側頭部（F8）を最大点とするてんかん性放電を認めます（図14）.

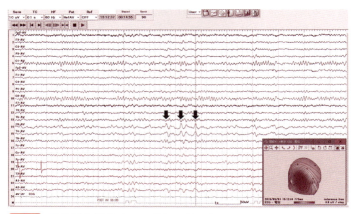

図14 発作間欠期脳波：右前頭－側頭部のsharp wave

拡大してみると，やや間延びした形のsharp waveです（図15）．以上のように臨床症状（FIASという側頭葉てんかんの発作型）とMRI（右海馬の異常所見），脳波（右前頭－側頭部のsharp wave）で整合性と側方性の合致が確認できました．

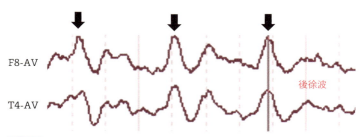

図15 右前頭－側頭部（F8最大）のsharp wave

同一症例のFDG-PET画像を確認すると，糖代謝の低下（てんかん原性を示唆する領域）は側頭葉内側で顕著です（図16 白枠）．ただし，側頭葉底面や一部の外側皮質にもおよんでいることもわかります（図16 白矢頭）.

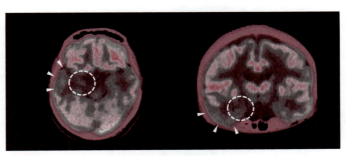

図16　FDG-PET画像：海馬硬化症

4. MRI以外の画像検査

　てんかん焦点とその周辺は糖代謝が発作間欠期で低下しているため，FDG-PET検査で焦点の探索が可能です．検出感度は研究間でばらつきはありますが，側頭葉てんかんで最も高く85〜90%とされます[4]．焦点がMRI画像で同定できない場合には特に有用なので，MRI陰性の難治てんかんで外科治療を考慮するケースで実施します．

　イオマゼニルSPECTはGABA_A受容体濃度分布を評価することで，てんかん焦点での神経細胞密度を視覚化させる検査で，焦点検索に用いられます．検出感度はFDG-PETより劣ります．ただし焦点検出としての特異性があり，MRI陰性のケースで活用できます[5]．なお，ベンゾジアゼピン受容体作動薬を服用中だと検出感度に影響を与えるので撮影前に服薬歴を確認しましょう．

Column

新しい脳地図

　「運動ホムンクルス」という有名な図は誰しもみたことがあるでしょう．身体の運動中枢である一次運動野の「マップ」です．電気刺激した

大脳皮質の領域に一致して特定の身体の部位に陽性反応が出ることから，脳機能マッピングとして応用されるようになりました．手，足，口については他の身体部位よりもその陽性反応が出る領域が広かったため，「ホムンクルス」の絵でもこれらの部位は大きく表現されています．

この電気刺激による脳機能マッピングは侵襲的な評価ですが，近年では非侵襲的に脳波や機能的MRIを用いたマッピング手法も開発されています．そして機能的MRIの最新研究では，このホムンクルスまでもが新しいものへと書き換えられています[6]．具体的には「行動と運動制御の統合−分離モデル」とよばれ，一次運動野が身体部位の単純な脳機能のパズルではなく，より複雑であることが示されました．

まずこの新しいホムンクルス（図17b）では，足，手，口の3つの機能領域が同心円状に配置されています．そして，遠位の身体部位（足の先から足首，指から手，舌から顎）の領域は，近位の身体部位（膝や尻，肘や肩，喉頭や眼）の領域に囲まれている点もポイントです．なお，各身体領域の境界においては，皮質の厚さが減少しているインターエフェクター領域の存在を示しています．

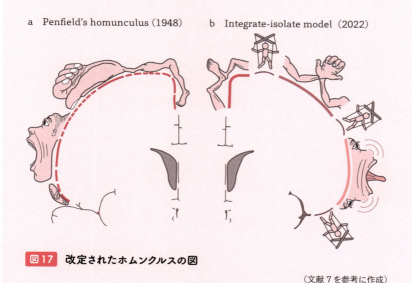

a　Penfield's homunculus（1948）　　b　Integrate-isolate model（2022）

図17　改定されたホムンクルスの図

（文献7を参考に作成）

この領域は特定の身体部位に直接は関係せず，思考や身体の生理機能の維持，行動の計画などを制御する脳の領域とつながっています．つまり身体部位に特異的ではなく，ハブ的なネットワーク形成を担っているようです．このような領域を通じて，複数の筋肉を含む複雑な動きが調整され，身体と認知行動のネットワークが機能しているのでしょう．

> Column

musicogenic epilepsy（音楽誘発性てんかん）

特定の外的刺激や認知行動が誘因となりてんかん発作が再現性をもって誘発される病態を反射てんかん（reflex epilepsy）とよびます．代表的なものに光反射てんかんがあります．テレビなどの光刺激で発作が誘発されるもので，過去には「ポケットモンスター（ポケモン）」というアニメ番組での光刺激にて視聴中の患者に発作が誘発されたというニュースで有名になりました．そのほかには，音や触覚などの突然の刺激に驚くことで発作が誘発される驚愕てんかんも（startle epilepsy）あります．また反射てんかんの中にはとても稀ですが，読書てんかん（reading epilepsy）や音楽てんかん（musicogenic epilepsy）というものもあります．これらは文字どおり，読書をしたり，特定の音楽を聴くことによって発作が誘発されます．

（1）音楽てんかんの症例

ここでは音楽てんかんの一例を紹介します．40代男性で，テレビCMなど特定のリズムやメロディーで発作が誘発されていた症例です．脳波では右側頭部に反復性のsharp waveを認めました（図18）．拡大するとT4が最大であることがわかります．T4は右の外側側頭部に該当する場所であり一次聴覚野に対応した領域です．

この症例の脳MRIに異常所見はありませんでした．しかし，FDG-

PET 検査では右側頭葉での糖代謝の低下を認めました(図19白矢頭).またシルビウス裂より上方の右半球でもやや糖代謝の低下があるようにもみえます(図19白枠).つまり,右の外側側頭部を含めた広い範囲でてんかん原性があると示唆されました.

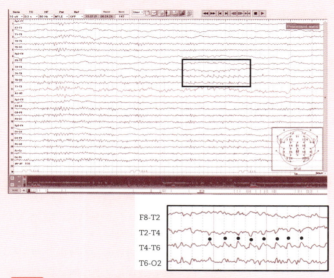

図18 脳波:右中-側頭部の反復性 spike

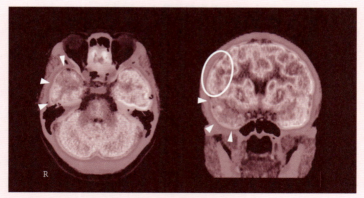

図19 脳 FDG-PET

（2）音楽てんかんの発作焦点

音刺激への脳内の処理ネットワークについてですが，一次聴覚野では周波数ごとに反応する神経細胞が異なっており，その集合体（tonotopy）によって音刺激を処理しているとされています．また，その機能局在としては両側側頭葉皮質，特に右側優位に分布しています[7]．そのため実際に musicogenic epilepsy の発作焦点としては，右側頭葉の Heschl's gyrus（横側頭回）や上側頭回が報告され[8]，前述の症例の脳波や PET-CT 所見ともあてはまりました．

（3）音楽てんかんに免疫療法？

近年，musicogenic epilepsy の病因として自己免疫の関与も指摘されています[9]．具体的には，musicogenic epilepsy の患者さんの一部では抗 GAD65 抗体が陽性で，そのような患者さんでは免疫治療（IVIg 療法）により発作が減少するというものです．特に発作出現から免疫治療開始までの期間が短い（発症から 3〜10 か月）ケースほど治療効果を認めていた可能性があり，スクリーニングの需要性は指摘されています．

では，どのような症例で疑うべきかですが，16 人の musicogenic epilepsy 患者の後視的なレビューでは以下のような特徴でした[10]．

- 検査を受けた 9 名すべてが抗 GAD65 抗体が陽性だった
- その 9 例すべてが側頭葉てんかん（5 名が右側，2 名が両側）
- 誘発される音楽のジャンルはポップミュージックや賛美歌など様々
- 発作頻度は 5〜6/ 月から 10〜11/ 日で，発作は難治性
- 音楽刺激以外にも発作が生じることがある
- MRI や髄液検査は正常

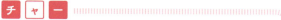

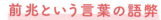

てんかん学で使われてきた前兆（aura）について説明します．

(1) 発作焦点の推定に前兆の情報が有益

　まず，前兆とは「焦点発作のはじまりに出現する自覚症状」をさし，つまり発作の「はじまり部分」です．クラシカルには「運動症状（けいれん発作など）以外での意識の保たれた発作」を意味します．よって，けいれん発作のように視覚的に認識できる発作のことではなく，「ビリビリとした痺れ感」や「フワフワとした目眩感」など，患者本人しか認識できない焦点意識保持発作（FAS）のことをさします．前述のように，この前兆は発作のはじまり部分であるため，前兆の性状に応じて，発作がどこから発生しているのかを推定することができます．たとえば，前兆には既視感（dé jàvu：はじめてなのに，見た頃があるような懐かしい感覚）や未視感（jamais vu：知っているはずなのに，はじめてみるような感覚）を側頭葉から発生する発作として認めます．側頭葉には，現在の認知と記憶にかかわる機能があり，記憶の中枢である海馬にてんかん性活動が出現することで，海馬の機能が一時的に変容してしまい，既視感は親しみ（familiarity）が増した状態（以前にも経験した懐かしいと感じる状態）として，未視感は親しみ（familiarity）が低下した状態（はじめて遭遇するような真新しいと感じる状態）として発作を呈します．つまり，既視感や未視感は側頭葉てんかんのFASとしてその発作のはじまり部分でみられることがあり，その発作の程度に応じて，FIASへと進展することがあります．なお，前兆という表現は「発作ではないもの」と誤解をまねくおそれから，使用が避けられてきています．

(2) 種々の前兆と関連する脳機能局在

　自律神経系の症状もてんかん発作として出現することがあります（表1）[11]．たとえば自律神経発作として心窩部から突き上げる感じ（epi-

gastric rising sensation）や突然の鳥肌（goose pumping）があります
が，これらはおもに内側側頭葉から発生した発作と考えられます．恐怖
や不安感なども感情中枢への刺激による発作として認めます．これらに
対応する領域として，扁桃体や前部帯状回などがあります．

　聴覚，視覚，体性感覚の症候（耳鳴，視野異常，痺れなど）も，一次
感覚野由来の症候として重要です．これらは患者本人が前兆として自覚
していないケースも多いので，初診時の問診ではクローズドに確認しま
しょう．

表1　発作症状と対応する脳機能局在

運動発作	
運動野（おもに前頭葉） 　一次運動野由来 　非一次運動野由来	・けいれん，ミオクローヌス，運動麻痺 ・強直発作，近位部運動麻痺，向反発作
非運動発作	
感覚野（おもに頭頂葉）	・痺れ感（感覚鈍麻，知覚異常，知覚過敏） 　　一側性なら一次体性感覚野（S1） 　　両側性の感覚徴候は二次感覚野（S2）
辺縁系／内側側頭葉	・心窩部へ突き上げる感じ ・既視感，未視感 ・幻嗅 ・恐怖や不安感：おもに扁桃体 ・自律神経症状（腹部前兆，悪心嘔吐，流涎，発汗， ・心悸亢進，鳥肌）はおもに扁桃体や島など
外側側頭葉（聴覚野） （おもに反対側の上側頭回）	・耳鳴 ・難聴・幻聴 ・一側に限局した耳閉感
後頭葉（視覚野）	・幻視 ・視覚障害 ・視野障害
連合野関連	
言語野 優位側頭頂連合野 側頭頭頂連結部	・失語 ・Gerstmann症候群 ・体外離脱体験

（文献11を参考に作成）

Chapter 4 外来相談は人生の『好転化』のチャンス

 文献

1) Brodie MJ, et al.: Patterns of treatment response in newly diagnosed epilepsy. Neurology 2012;78:1548-1554.
2) Chen Z, et al.: Treatment Outcomes in Patients With Newly Diagnosed Epilepsy Treated With Established and New Antiepileptic Drugs: A 30-Year Longitudinal Cohort Study. JAMA Neurol 2018;75:279-286.
3) Scheffer IE, et al.: ILAE classification of the epilepsies: Position paper of the ILAE Commission for Classification and Terminology. Epilepsia 2017;58:512-521.
4) Kumar A, et al.: The role of radionuclide imaging in epilepsy, Part 1: Sporadic temporal and extratemporal lobe epilepsy. J Nucl Med 2013;54:1775-1781.
5) Kaneko K, et al.: Pre-surgical identification of epileptogenic areas in temporal lobe epilepsy by 123I-iomazenil SPECT: a comparison with IMP SPECT and FDG PET. Nucl Med Commun 2006;27:893-899.
6) Gordon EM, et al.: A somato-cognitive action network alternates with effector regions in motor cortex. Nature 2023;617:351-359.
7) Zifkin BG, et al.: Musicogenic epilepsy. In: Zifkin BG, et al. (eds): Reflex epilepsies and reflex seizures. Advances in Neurology. Vol 75. Lippincott-Raven, 1998;273-281.
8) Nagahama Y, et al.: Utility and safety of depth electrodes within the supratemporal plane for intracranial EEG. J Neurosurg 2018;131:772-780.
9) Mäkelä KM, et al.: Clinical Management of Epilepsy With Glutamic Acid Decarboxylase Antibody Positivity: The Interplay Between Immunotherapy and Anti-epileptic Drugs. Front Neurol 2018;9:579.
10) Smith KM, et al.: Musicogenic epilepsy: Expanding the spectrum of glutamic acid decarboxylase 65 neurological autoimmunity. Epilepsia 2021;62:e76-e81.
11) Henkel A, et al.: The localizing value of the abdominal aura and its evolution: a study in focal epilepsies. Neurology 2002;58:271-276.

Chapter 4　外来相談は人生の『好転化』のチャンス

Case 20　『車』で当て逃げした中年女性

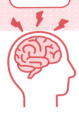

自動車を運転中に追突事故を起こした中年女性．事故後の警察による取り調べでは，気が動転していたせいか，何を話したかあまり覚えていなかった．しかし後日，よくよく思い起こすとおかしな点がいくつもあり，相談を求めて自ら近医の内科を受診した症例です．

紹　介　状

症　例　50代の女性

紹介目的　生来健康な女性です．自動車の運転中に事故を起こされました．前方の走行車両に衝突した事故だったようですが，事故前後の記憶があいまいなようです．衝突した記憶がないとのことなので，てんかんの疑いもあると思います．このまま運転してよいのかも含めて精査をお願いします．

既　往　なし

生活歴　夫と二人暮らしで専業主婦．普段から買い物などで自動車の運転はしている．機会飲酒のみ，喫煙歴なし

Chapter 4 外来相談は人生の『好転化』のチャンス

初診時の問診より

今回のエピソードを詳しく確認すると以下のような内容でした.

> 普段通り車を運転していたはずでした．でも気がつくと，普段はあまり通らない道を走行していることに気がつきました．しかも車から変な音がしていたので故障していると思い，すぐに路肩に停車させました．すると車の前方が大きく破損していました．その場で自ら警察に通報しました．取り調べを受けると，どうやら停車させた場所より1〜2 kmほど手前の場所で，自分が走行中に前方車両に追突しそのまま走り去ったという経緯のようでした（図1）．つまり，当て逃げという形で事故処理されました．警察とのやり取りでは気が動転していて，とにかく相手に謝罪していたことしかあまり覚えていないのですが，そもそもなぜ自分が事故を起こしたのか，自宅に帰ってから不思議になりました．もし気を失っていたとしたら，とても怖いので相談にきました．

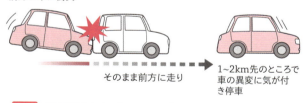

図1 車が衝突したときのイメージイラスト

実際の診察室の様子

　自動車を運転中におそらく意識消失して，前方の車両に衝突した可能性があります．てんかん性の意識減損発作として矛盾しないか確認していきましょう．

> 気がついたら，事故を起こしていたのですね？

Case 20 『車』で当て逃げした中年女性

そうですね，いつの間にか事故をしていたようでした

ぶつかったときの衝撃などは覚えていない？

それが全く記憶にありません．あれ？　車から変な音がする，と思ったときからなんとなく覚えています．いったん停車したんですが，しかも，普段なら通らない道だったのも余計に不思議で

そもそもどこにいく予定だったのでしょうか？

スーパーで買い物を終えて家に戻る途中でした

では，だいたいはいつもの道を通りますよね？

そうなんです．
ここは通らないよね，という道だったのでそれも怖くて

ルート的に本来なら曲がるべき所を曲がらなかった？

あ，確かにそうですね．自宅に帰るとしたら右折するはずのところをそのまま直進していたんだと思います（注1）

注1：焦点意識減損発作（focal impaired awareness seizure：FIAS）であれば複雑なルートはたどりにくいはず

Chapter 4　外来相談は人生の『好転化』のチャンス

買い物を終えて，乗車してから事故現場まではどのくらいの時間が経過していましたか？　スーパーから事故現場の距離から考えてみてください．乗車した時のことは覚えていますよね？

スーパーから事故現場までは車で10分弱だと思います．買い物を終えて車に乗り込んだところまでは覚えています．特に体調は問題なくて，直前の症状も何もなかったと思います（注2）

注2：FIASとしての持続時間のチェックのため．FIASなら2～3分の意識減損

では事故後の自覚症状は何かありましたか？　警察官との取り調べ中に何か感じるものはありましたか？　頭痛や悪心，あるいは喋りにくい感じなど…

だるさはありました．頭痛や悪心はなかったです．上手に言葉で説明できない感覚はあったかもしれませんが，何しろ気が動転していたので…

思っている単語が出にくい感じはなかったですか？

そんな感じはあったかもしれません．動転していたので…（注3）

注3：発作後の失語症状の可能性：言語優位側の関与

これまでに人との会話中で，フリーズしているよといわれたことはないですか？　家事中に手が止まって一点を見つめたままフリーズしているとか．あるいは，見ているテレビやスマホ画面がいつの間にか切り替わっていて，あれ，今何していたんだろう？という感覚の経験はありますか？

288

Case 20 『車』で当て逃げした中年女性

そういえば，自宅での家事中に，夫が話しかけても応答がないといわれたことがあります．顔をしかめたまま止まっていたよ，と夫にいわれました．友人との会話中にも，目をつむって，うーんといったまま応答がなかったよ，といわれたこともあります．この2年間で数回はいわれました（注4，注5）

注4：意識消失したepisodeが過去にもなかったか，FIASの既往を確認
注5：FIASでは一点凝視や，しかめっ面になることがある

以上の内容から

- 事故前に数分単位の意識減損があった可能性
- 発作後の失語症状の可能性
- 過去にもFIASの可能性のあるエピソード

がキーワードとして抽出できましたので，側頭葉てんかんを疑います．そして言語の症状があるので（右利きならば）左側頭葉てんかんを疑います．

脳波と脳MRI

脳波

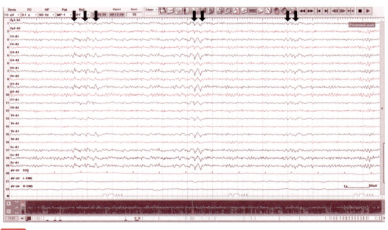

図2　脳波（単極誘導）：耳朶の活性化

初診時の脳波検査では図2の所見を頻回に認めました（図2）．下向きに尖っていて広く分布する所見（図2黒矢印）で，これは側頭葉てんかんで認める耳朶の活性化パターンです．このパターンを認めれば，モンタージュをAVに切り替えましょう．Spikeの最大点がわかります．

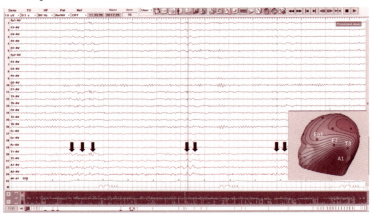

図3 脳波（AV誘導）：T1 spike

振幅は小さいですがA1やT1が最大のsharp waveを認めます（図3黒矢印）．電位マップでもA1が最大であり，側頭部の底部に最大点があることが示されています．

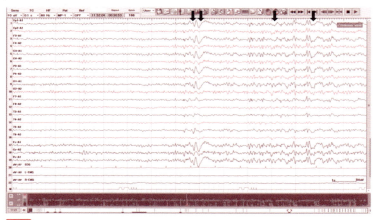

図4 脳波（単極誘導）：耳朶の活性化

Case 20 『車』で当て逃げした中年女性

他のページでも同様の所見を認めました（図4）．Monopolar で下向きが目立つパターン，つまり耳朶の活性化パターンです（図4 黒矢印）．

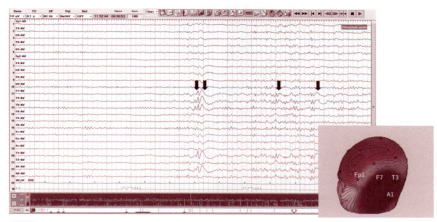

図5　脳波（AV 誘導）：左側頭部の spike

AV に切り替えると，spike が明確になります（図5）．

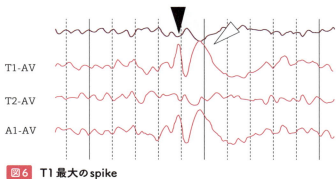

図6　T1 最大の spike

拡大してみると spike 成分（黒矢頭）に続いて徐波成分（白矢頭）を認めます（図6）．この spike 成分と後徐波成分はいずれも背景から突出していますので，spike と判定できます．

脳MRI

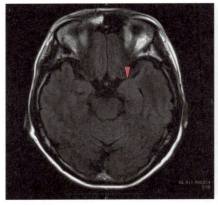
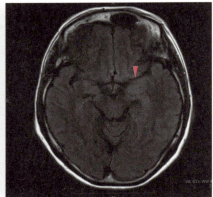

図7 左内側側頭部のMRI異常（FLAIR水平断）

　頭部MRIでは左側頭葉内側で左右差を認めます（図7）．特に扁桃体のサイズが左で大きくて，信号強度も左でやや強いです．

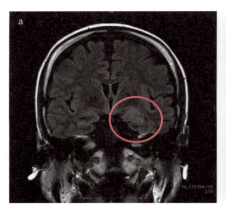
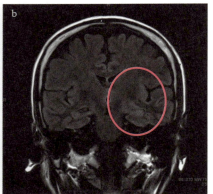

図8 左側頭葉てんかんでのMRI異常（FLAIR冠状断）

　側頭葉てんかんを疑う場合は冠状断での撮影も追加します．扁桃体や海馬などの側頭葉内側の構造の評価に適しています．この症例では左扁桃体の腫大を認めます（図8a）．また海馬とその周囲の信号変化を認めます（図8b）．島回の信号変

化も左右差がありそうですが，MRI だけでの病的意義の判断はむずかしいです（SPECT や PET 検査など他の画像検査でも多面的な評価が必要）．

本例のその後

　左側頭葉てんかんと診断し，ラコサミド（LCM）での内服治療を開始しました．維持量として 200 mg/day まで増量しましたが，動悸の訴えが出るようになりました．Na チャネル阻害薬の用量依存性の副作用と判断し，150 mg/day に減量すると動悸症状は消失しました．その後に発作の再発はありません．自動車の運転は最終発作から 2 年間は不可であることを説明しています．

　もし今後の経過で発作コントロールが不安定となれば，外科治療も視野に入れる必要があります．その場合，SPECT あるいは PET-CT 検査，脳磁図検査などを追加して，てんかん焦点についてもう少し掘り下げつつ，長時間ビデオ脳波モニタリングを実施する予定です．

Column

側頭葉てんかん患者に「物忘れ」を相談されたら

　高齢者てんかんの中では側頭葉てんかん（TLE）がコモンです．ボーッとして動作が止まる FIAS がおもな発作型なので，認知症と誤診されうることはご存知の通りです．一方で，TLE そのものでも記名力が低下することがあります．発作焦点の側頭葉には海馬などの記憶の中枢があるので，てんかんの罹病期間に応じて影響を受けしまうからです．外来では TLE 患者に「最近物忘れが多くて困っている」と相談されることがしばしばありますが，その時の考え方をここでは紹介します（表 1）．

Chapter 4　外来相談は人生の『好転化』のチャンス

表1	TLE での健忘の関連因子

・発作に関連（特に発作焦点が言語優位側にある場合）
　　FIAS
　　健忘発作
・発作間欠期の記憶障害
　　古典的な記憶障害（海馬性）
　　ALF
　　自伝的記憶障害
・その他（気分障害や睡眠障害などの併存症や，薬剤性など）

（1）FIASのせいで覚えていない

　まず，当たり前ですが意識が減損した発作そのものによるものによる影響（あるいは発作後の朦朧状態も含めた）なのか，あるいは発作とは直接関係のない発作間欠期における健忘症状なのかで鑑別が変わります．見過ごされている FIAS がないか，現状評価としては vEEG がよい適応でしょう．

（2）健忘発作

　意識障害を伴わずに健忘のみを症候とする発作を健忘発作とよびます．健忘は前向性であるため，発作中のイベントを記憶できませんので，認知症と誤認されます．意識障害を伴わないので FIAS とは異なるのですが，他覚的に FIAS と区別することは容易ではありません．そもそも健忘発作は TLE における FIAS の亜型（海馬に限局した発作）と考えていいと思います．

（3）薬剤性や併存疾患

　抗発作薬（ASM）は神経細胞の興奮性を抑制したり，抑制性の神経伝達の亢進により認知機能に影響を及ぼしえます．具体的には，注意力や覚醒度，処理速度などに影響があります[1]．一般に，既存の ASM（たとえば，フェノバルビタール）のほうが新規の ASM よりその影響度が強いと考えられていますが，新規の ASM の中ではトピラマート（TPM）は認知機能障害に注意が必要です．また高用量や他剤併用はリスク因子となります．一方で，抑うつや不眠など精神科疾患の合併による二次的な記銘力低下を引き起こしている場合もあり，注意しましょう．

(4) MMSE が正常な記名力低下

　スクリーニングで実施した MMSE や HDS-R が正常だったとしても記名力は正常だと短絡的に解釈してはいけません．側頭葉てんかん患者では，ときは加速的長期健忘（accelerating long term forgetting：ALF）を呈していることがあるからです．ALF とは，新しく記憶したことを 30 分ほどの間であれば問題なく記憶しておくことができるものの，そこから数や数週間が経過するとその記憶が失われてしまうという現象です．つまりいったんは覚えたとしても，記憶として定着しない症状です．たとえば「来週の土曜日には子どもの用事があるから，スケジュール空けておいてね」といわれたことをその日には覚えていたとしても，数日たってしまうとそういわれたこと自体も完全に忘れてしまうような時系列での健忘症状です（同じようなことは私にもおそらくみなさんにも心当たりがあると思いますが，それは妻の話をきちんと聞いていないだけなので真の ALF ではない）．この ALF は TLE の発作間欠期の症状として認めます[2]．前述のように，30 分程度であれば問題なくいったんは記憶として保持されるので，通常の認知症スクリーニングテストでは異常を検出することができません[3]．そのため MMSE などが正常だったとしても「気のせい」と決めつけないようにしましょう．

Note. てんかん診療に強くなる

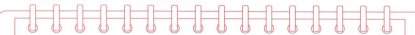
側頭葉てんかんでの扁桃体腫大

　側頭葉てんかんでの脳 MRI では，海馬硬化症と扁桃体の腫大の 2 つをチェックしましょう．

　側頭葉てんかん（特に内側側頭葉てんかん）は，しばしば薬剤抵抗性です．その場合は外科治療としての焦点切除術も考慮します．なぜなら薬剤抵抗性の側頭葉てんかんでは内科治療よりも外科治療のほうが発作の予後がよいことが示されているからです[4]．特に脳 MRI で異常所見を認める側頭葉てんかんであれば，術後の発作

転帰が良好となる期待値が高くなります．海馬硬化症に伴う内側側頭葉てんかんがその代表格です．そのため MRI で海馬硬化症を疑う所見があれば，積極的に専門医へ紹介しましょう．海馬硬化症のスクリーニングには MRI での FLAIR や DIR 画像を用います（図9）．海馬軸にそった冠状断も有用です．

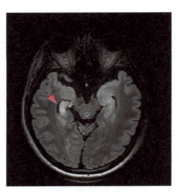

図9 MRI FLAIR 画像：20代女性，右側頭葉てんかん（海馬硬化症疑い）

　一方で，発作型や脳波所見から側頭葉に焦点があることが想定されているにもかかわらず，MRI で異常所見を欠くことがあり，これを「MRI 陰性の側頭葉てんかん」とよく表現します（通常の MRI の解像度では可視化できていないだけでそこに焦点はある，という概念です[5]）．ただし近年の画像撮影技術の進歩に伴い，この MRI 陰性とされていた中にも病変が可視化できるようになったものがあり，その一つが扁桃体の腫大です（図10，図11）．扁桃体は大脳辺縁系の一部ですが，側頭葉てんかんでのてんかん原性のネットワークとしても重要な一部です．前述の海馬硬化症の所見を認めないいわゆる MRI 陰性の側頭葉てんかんのうち，12%程度で扁桃体の腫大を認めるとされています[6]．つまり，扁桃体から発作が発生している側頭葉てんかんというパターンがあるのです．一方で，海馬硬化症の所見がある症例をみても，同様に1〜2割に扁桃体の腫大の所見を認めることがあります[7]．つまり，扁桃

体腫大という所見は，てんかん発作の「原因」でも「結果」でもあると考えられます．なお，海馬硬化症を伴っていない扁桃体腫大のある側頭葉てんかんについては，内服治療への反応性が良好であることが多く，また治療に際して扁桃体腫大が軽減することもあります．図10は両側（右優位）の扁桃体腫大を呈した側頭葉てんかんの症例です．

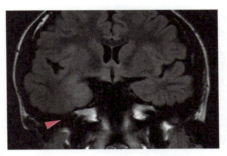

図10　右側頭葉てんかんのMRI（40代男性：脳腫瘍）

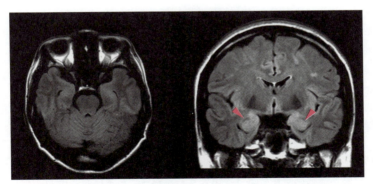

図11　扁桃体腫大を伴う側頭葉てんかん（焦点側は不明）（40代女性）

　扁桃体腫大の病理所見では，皮質形成異常や非特異的なグリオーシスが大半とされます．なお稀ではありますが低悪性度神経膠腫も鑑別にあがります．特に内部構造に不均一性があれば脳腫瘍の可能性も考えられますので造影MRIを追加で撮影しましょう．
　一方で，扁桃体腫大の病因に自己免疫性もあげられます．免疫

治療が奏功する一群が含まれるので鑑別が大事です．急性や亜急性の臨床経過であれば，髄液検査や抗神経抗体などでのスクリーニングが必要です．なお，てんかん以外でも扁桃体のサイズが変化することはあり，たとえば抑うつなどの気分障害や，統合失調症，脳卒中後うつなどの精神科疾患がかかわっている可能性もあります[8)9)]．

ミニレクチャー

てんかんと自動車運転

　本例では自動車運転の制限を伝えました．この運転免許問題は，読者のみなさんも苦労された経験があると思います．そこで，ここでは自動車運転の説明で失敗しない方法を紹介したいと思います．ポイントは3つで「主語を間違えない」と「タイミングが大事」「情報の提供というスタンス」です．

- 禁止しているのは「私」ではない
- いつ伝えるの？　今でしょ，は失敗の元
- 飲み会の予定を伝えるタイミングで学ぶ
- 何をいうかよりも誰がいうか

(1) 主語を「私」にしない

　自動車運転の禁止により，患者さんが怒ってしまい対応に困ったという事案はよくあります．理性を失って激怒する患者さんの内省も理解はできますが，ここでは少し視点を変えて，そもそも患者さんは何に怒っているのかを考えてみましょう．

　運転ができないことに腹を立て対応に困ったということで紹介になるケースは多いのですが診察してみると概ねこのように訴えます．「運転するなといわれた．運転できなければ生活できない．」と．ここで共通

していえることは運転を禁止した主治医に腹を立てているということです．つまり，『あいつ（主治医）に禁止された』という認識です．これは患者サイドの一面的な事実関係としては正しいのですが，本来は正しくはありません．なぜなら運転を禁止している主語は医師ではなく，道路交通法だからです．

①患者感情：（受診したくてしたわけではない外来の）医師に禁止された
②実状：道路交通法により禁止されている

　この①と②の2つでは受け手の印象が異なるのは自明です．もちろん医師は②のつもりで説明しているはずです．ですが患者さんは感情的になっており前者の①として受け取ってしまっているのです．ではどのように説明すればよいかというと「道路交通法についておそらくご存知ないでしょうから伝えておきますね，もし知らないままだと困ったことになるでしょうから私が親切心で説明しますね」という前提にするのです．つまりあくまでも親切にも法律について情報を伝えてくれる人，というスタンスです．「知らなかったら困るでしょうから，少しお時間いいですか？」という親切な人を演じてみましょう．

(2) 家族を味方にする
　次に重要なのは，患者さんと一対一で説明しないこと．これはあたり前で，可能な限り家族に同席してもらうようにしましょう．患者さんと近い関係にある家族がいると特によいです．ここで大事なことは，家族にも当事者になってもらうということです．具体的には，てんかんと診断されているという事実，さらに道路交通法について家族も説明を受けて理解をしているという事実を共有しましょう．他人事ではなく家族も当事者の一人であるという認識を持ってもらうのです．

(3) 伝えるタイミング：あなたはまだ伝えるべき人になっていない
　ここまでの「主語を間違わない」や「家族を味方につける」は大事な工夫ではあるものの，これらだけでは残念ながら絶対に失敗しない方法

Chapter 4　外来相談は人生の『好転化』のチャンス

とはなりません．なぜなら，伝えるタイミングというのが最も大事だからです．言葉を変えれば「あなたはまだ伝えるべき人になっていない」です．ここで少し余談をします．昔，私が若い頃，救急で忙しい病院に勤務していたのですが，仕事だけでなくその病院では飲み会の頻度も半端なく多くて文字通り大忙しでした．妻には飲み会の予定が入るたびに事前報告をするのですが，ワンオペ育児をしている妻としてはいい気分にならないのも当然．そんなとき「俺だって飲み会に行きたくて行っているわけじゃない」とか「自分もたまには飲み会に行けばいいじゃないか」などと弁明してもそれこそ生産性がないことは周知の通りです．どのようにいい方を変えてもダメでした．そこでこう考えました「自分は飲み会に頻回に行っていい（それを許してもらえるような）立場の人間にまだなっていないのだ」と．そこからは，だまって皿洗いもするし，掃除もするし，妻の話もなるべく傾聴しました．そしてその過程で，妻の機嫌のよさそうなタイミングを見計らって「そういえば来週にまた飲み会がまた入って」と伝えると，少なくとも喧嘩になるようなことはなくなりました．

　運転禁止に話を戻しましょう．禁止を伝えられた担当医に立腹するケースの最大の理由は，不十分なラポール形成に帰結すると思います．そもそも患者さんとしては受診したくて来ているわけではないし，自分が担当医を選んでいるわけではありません．「なんだこの無愛想な医者は」と．そのような陰性感情が患者さんの背景にあるはずです．ですから私は，運転禁止でトラブルになりそうな患者さんにおいては，すぐに禁止を伝えることはありません．そしてまずは精査のための入院を提案しています．運転の可否のような大事なことは慎重な判断が必要ですよね，というスタンスです．当たり前ですが，患者さんの「脳」の状況について十分把握するにはそれなりの時間と労力を必要としますので「あなたの脳のことをしっかり評価したうえで丁寧に診断したいと思っています，私にも少し時間をください」というニュアンスで提案します．その後の入院精査のプロセスがあってはじめて「この担当医の話は聞いてもいいかな」と思われる人になっているのだと思います．入院が必要なわけではなく，あくまでも「この人（担当医）は自分の味方だ」と患者さんに思ってもらう，が一つの目安です．そうでない限りまだ説明すべ

300

きベストタイミングには至っていないのです．もちろん現実的には，早々に手を打たないと行けないケースもあるでしょう．その点でも検査入院してもらうことのメリットは大きいように思います．

Column

道路交通法について正しく伝える

　道路交通法では「運転者は，過労，病気，薬物の影響その他の理由により，正常な運転ができない恐れがある状態で運転してはいけない」と記載されています．さらに「発作により意識障害または運動障害をもたらす病気，その他自動車運転等の安全な運転に支障を及ぼす恐れのある病気にかかっている者には運転免許を与えない」と定められています．正常な運転ができない可能性がある場合は，運転は禁止されていて，てんかんに限られたことではないという前提をまずは共有しましょう．
　てんかんに関しては以下のポイントをさらに押さえます．

✍ ポイント
①覚醒中での意識や運動が障害される発作：2年間以上なければ，免許は取得可能
②免許の取得や更新時は病状を申告する義務がある（虚偽申告は罰則規程あり）
③発作の再発で免許取り消しとなっても3年間は猶予がある（免許取り消し後3年以内に免許取得可能な状況に戻れば，再申請時の学科試験や技能試験は免除される）
④適性がないにもかかわらず運転を続け，発作による死傷事故を起こすと厳罰の対象となる（自動車運転致死処罰法など）

Chapter 4　外来相談は人生の『好転化』のチャンス

⑤運転適性がないのに運転を続ける患者について，主治医は公安
　委員会に届けることができる（日本医師会や日本てんかん学会ガ
　イドライン）
⑥運転が許可されていても，体調不良時（寝不足，疲労，服薬忘れ）
　は運転しない
⑦長距離の運転では特に休憩を途中で入れることも大事

文献

1) Meador KJ: Cognitive outcomes and predictive factors in epilepsy. Neurology2002;58:S21-26.

2) Blake RV, et al.: Accelerated forgetting in patients with epilepsy: evidence for an impairment in memory consolidation. Brain 2000;123:472-483.

3) Hoefeijzers S, et al.: Accelerated long-term forgetting in transient epileptic amnesia: an acquisition or consolidation deficit? Neuropsychologia 2013;51:1549-1555.

4) Wiebe S, et al.: Effectiveness and Efficiency of Surgery for Temporal Lobe Epilepsy Study Group. A randomized, controlled trial of surgery for temporal-lobe epilepsy. N Engl J Med 2001;345:311-318.

5) Wang ZI, et al.: The pathology of magnetic-resonance-imaging-negative epilepsy. Mod Pathol 2013;26:1051-1058.

6) Coan AC, et al.: Amygdala Enlargement in Patients with Mesial Temporal Lobe Epilepsy without Hippocampal Sclerosis. Front Neurol 2013;4:166.

7) Coan AC, et al.: Amygdala enlargement occurs in patients with mesial temporal lobe epilepsy and hippocampal sclerosis with early epilepsy onset. Epilepsy Behav 2013;29:390-394.

8) Frodl T, et al.: Enlargement of the amygdala in patients with a first episode of major depression. Biol Psychiatry 2002;51:708-714.

9) Noonan K, et al.: Meta-analyses indicate associations between neuroendocrine activation, deactivation in neurotrophic and neuroimaging markers in depression after stroke. J Stroke Cerebrovasc Dis 2013;22:e124-35.

Chapter 4 外来相談は人生の『好転化』のチャンス

Case 21 『バス』に怖くて乗れない女性

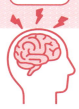

辺縁系脳炎後の症候性てんかんの症例です．抗発作薬を3剤併用しても発作は抑制できず外科治療も考慮しての紹介でしたが，発作の転帰を変えたのは通勤スタイルの変更でした．

紹 介 状

症　例 50代の女性

これまでの病歴 40代で初回の全身けいれん発作に続いて意識障害，性格変化，幻覚が遷延し急性辺縁系脳炎と診断された方．急性期の治療を受け，リハビリ期間も含めて数か月の入院加療を要しましたが，自宅退院できました．軽度の高次脳機能障害は後遺したものの，日常生活は自立するまで回復し，事務作業での復職もはたしています．てんかん発作としては焦点意識減損発作（FIAS）が年に数回の頻度でありましたが，レベチラセタム（LEV）（2,000 mg/day）にカルバマゼピン（CBZ）（600 gm/day）を併用するようになり，発作は落ち着きました．

紹介内容 それから数年は安定していましたが，1年前より発作が増えるようになりました．発作が増えてきた原因は不明です．LEVを3,000 mg/dayまで増量してみましたが，変化はありませんでした．現在では，FIASを毎月認めています．難治てんかんとしての薬剤調整をお願いします．

Chapter 4　外来相談は人生の『好転化』のチャンス

> **内服歴（1日量）**
> ・LEV（3,000 mg）：有効だが単剤でFIASの完全抑制は困難．
> ・CBZ（600 mg）：LEVに追加で発作は減った．

初診時の問診ポイント

　まずは「本人の受診理由」や「前医ではどのように説明を受けているか」を確認していきます．初診時の様子を提示していきますが，この症例の発言内容の中で，どこが大事か考えながら確認してみてください．

実際の診察室の様子

　　最近，発作が増えてきているんですね？

　　はい，そうですね．いつの間にか気を失っていて…

　　向こうの先生にはどのような感じで説明を受けていますか？

　　薬で治療はしているけど，発作が止まらないし，専門のところで調整してもらおうかといわれました

　　専門的に診てもらおうと先生に提案されたんですね？

　　はい，そうです

Case 21 『バス』に怖くて乗れない女性

 毎月発作があるようですね

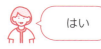 はい

 薬を飲んでいても毎月発作がある今の状況をご自分ではどんなふうに思っていますか？

 正直こわいです，いつ起きるかがわからないし…

 発作が増えてきている理由で何か思い当たることはありますか？

 いや，わかりません…，あの，なんで発作って起きるんですか？

解説

　ここまでの問診の中で，「本人の思い」として押さえておくべきポイントがどこだったかわかりますか？　もちろん，発作が増えていることが一番の問題事項ではありますが，それ以上にネックとなっているのが「なぜ発作が起きるのか？」という理解不足と「いつ発作が起きるかわからないので怖い」という不安の訴えです．

　このようなケースでは，仮に治療で発作が減ったとしても，「発作がまた出てくるかもしれないという不安（発作予測不安）」は消えにくいでしょう．そのため，てんかん患者とその理解度の間にあるミスマッチの補正が必要となります．そこで今回の症例では，てんかんに関する根本的な理解も必要だと判断しましたので，精査入院を提案しました．

Chapter 4　外来相談は人生の『好転化』のチャンス

入院後に改めて聴取した発作型

意識を失う発作がありますが，その意識を失う直前には何か感じるものとか症状がありますか？

あんまりよくわからないんですが…，あっと思うと発作はもうはじまっていて，いつの間にか意識を失っています

はじまりはどんな感覚ですか？

えっと…，ちょっとうまく言葉にできません（注1）

注1：このように，意識減損する過程の自覚症状を言葉でうまく説明できない点は，むしろてんかん発作の感じ方の特徴です．言葉ではいい表せないような意識の遠のいていく感覚などです．

頭の中ではどんな感覚ですか？　<u>ふわーッとするとか，意識がもっていかれそう</u>とかありますか？

あ，意識がもっていかれそう，あーもうだめだという感覚があります（注2）

注2：この表現もてんかん発作で多いと思いますので，closed に確認するとよいでしょう

その，意識がもっていかれそう，がはじまる前には何か前兆はありますか？ 気持ち悪くなるとか，みぞおちからこみ上げてくるとか，耳鳴りがするとか…

耳鳴りはありませんが，耳がツーンとする感じはあります．気圧の変化の時のような感覚の…

20〜30秒くらい？

そうですね，そんなに長くはありません

耳がツーンとしだしたら，それで治って落ち着くパターンもありますか？ それとも大体意識が落ちる発作になりますか？

もうそれがはじまるとほぼ意識が落ちます，ふわーッとしてきて…

その過程で他に感じるものはありますか？

毎回じゃないですが，手足が痺れることがあります．はい両手足です，多少左側が強いかも…

Chapter 4 外来相談は人生の『好転化』のチャンス

> 解説
>
> これらの問診より発作型をまとめました．
>
> ・FAS①：
>   耳がツーンとする感じ（気圧の変化の時のような）
> ・FAS②：
>   あたまがふわーっとした感じ
> ・FAS③：
>   意識が持って行かれそうな感じ，これらに続いて四肢の痺れ感
> ・FIAS：
>   ぼーっと立ったまま動作停止とともに意識減損する，FAS①や②が先行することもあるが，前兆なく意識減損することもあり，持続は数分程度で，稀にけいれん発作に進展したことがある．夕方に多い．

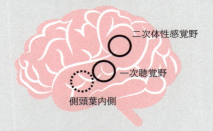

図1 大脳の機能局在

なお，発作時の症状と関連する脳の機能領域（図1）は次のように考えられます．
・耳閉感：聴覚性の発作と思われますので，一次聴覚野である外側側頭葉（特に上側頭回）が関与している発作を示唆します．
・四肢の痺れ：四肢の痺れ感もてんかん発作として説明が可能です．二次体性感覚野が発作にまき込まれれば，両側性に痺れを発生させることがあります．
・意識減損：動作停止して意識減損する発作はFIASであり，側頭葉内側の発作を示唆します．

以上から，側頭葉の内側と外側さらにその周辺の領域が**発作症候域**

(symptomatogenic zone）として考えられました．比較的広い領域がてんかん発作にかかわっており，辺縁系脳炎後でしばしば認めるパターンです．次にこれらの領域に脳波やMRIで対応する異常所見があったかどうかを確認していきます．

検査結果

〰️ 脳波
両側側頭部で徐波を認めました．

🧠 頭部MRI
側頭葉内側の特に海馬にて高信号変化を認めます．両側性に高信号化していますが，特に左側で目立ちます（図2）．

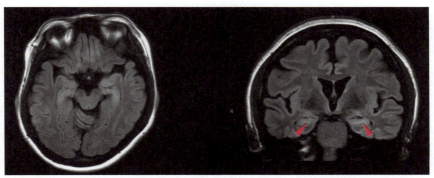

図2 側頭葉てんかんのMRI異常

神経心理学的検査
WMS-R ウェクスラー記憶検査．言語性記憶：77，視覚性記憶：90，一般的記憶：78，注意/集中力：91，遅延再生：88．

記憶力はWMS-Rでの評価が有用です．80を下回ると社会生活で少し困る物忘れがある，という感覚でよいと思います．この症例では言語性の記憶や一般的記憶の項目で軽度の低下を認めました．側頭葉てんかんでは記銘力低下をきたすことがしばしばあり，特に右利きの場合なら優位半球である左側頭葉てんかんで

顕著です．本例のMRIでも左優位に信号変化が目立ちましたので，このWMS-Rの結果と一致すると判断できます．

辺縁系脳炎後の側頭葉てんかんと診断し，その発作焦点は左側頭葉（あるいは両側の側頭葉で左優位）と考えられました．すでにLEVとCBZを服用中でしたがFIASが完全には抑制できていなかったので，まずはラモトリギン（LTG）を追加しました．もしLTGが有効だったら，その後にCBZを減量していく方針としました．閉経後の女性では骨量減少のリスクのある薬剤の長期投与は避けるべきでしょう（下のNote．『長期的な服用による代謝への影響（p310）』を参照）．

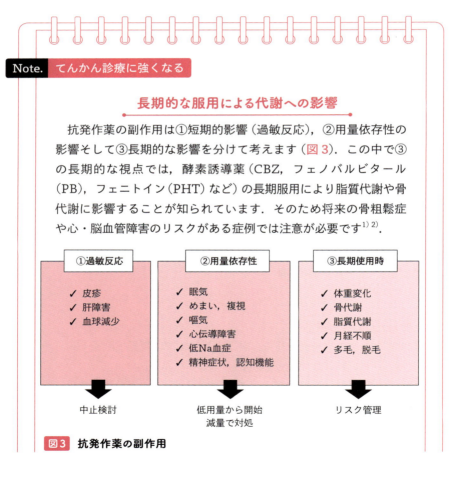

図3 抗発作薬の副作用

近年のコホート研究より，心血管イベントの累積発症率はCBZなど酵素誘導薬で顕著に高くなることが示されました[3]．糖尿病や高血圧症など，虚血リスクのある高齢者などでは無視できないデータです．また，高齢者や脳卒中後てんかんの症例にとっては骨折はADL低下の重大なリスクです．そのためてんかん患者での骨折のリスク因子（骨折の家族歴，骨粗鬆症の既往，女性，抗発作薬の多剤併用）のある症例ではこれらの酵素誘導作薬の長期使用は避けたほうがよいでしょう[4]．

本例のその後

（1）ラモトリギン（LTG）で発作は減るも本人のQOLは改善せず

LTGを導入後，毎週あったFIASは月に0〜1回にまで減少しました．また稀にFIASがあったとしてもその持続は短く，さらに「発作のはじまり」を本人が自覚できるようになりました（以前は，発作がはじまったというのもわかることなく迅速に意識を失っていた）．そのため，発作がだいぶ落ち着いてきたという感触でした．ですが本人の不安が改善されることはなく，治療にもまだ満足できていないようです．なぜでしょうか？

（2）一回の発作をきっかけに調子を崩すことに

ある日，仕事を終えて職場の戸締りをしてから帰宅しようとした時でした．発作のはじまりを感じて「まずい」と思ったものの，気がついたら発作で意識を失い，しかも，そのまま職場の出入り口のところで倒れてしまっていたそうです．幸い事なきを得ましたが，それ以降は「もし1人でいるときに発作が起きてしまったら」と思うと不安でたまらなくなり，相談に来られました．大局的にみれば発作頻度は明らかに減っていますので，その1回の発作がイレギュラーなイベントだったとして経過観察することはできそうですが，「心配ない」と伝えても納得してくれそうにありません．不安がかなり強いようです．解決の糸口はどこにあるのか？

Chapter 4 外来相談は人生の『好転化』のチャンス

(3) 発作の起きやすい状況を確認して対策を考える

最近の状況としては，どうやら夕方に発作の前兆を感じることが多いようでした．側頭葉てんかんでは，夕方の帰宅時などホッと一息ついたタイミングで発作が出やすいという傾向はあります．つまり緊張で気が引き締まっているときには発作は出ないものの，一仕事終えて気が抜けたタイミングで発作に襲われるのです．実際にこの症例でも仕事を終えての帰宅過程で発作がありました．そこでその時間帯の状況をもう少し掘り下げて聞いてみました．

発作の起こりやすい状況についての問診

勤務は17時ということですけど，時間外の勤務も結構あるのでしょうか？

そうですね，少しオーバーすることがあります．17時少し過ぎたところまで勤務して戸締りをして帰ることが多いのですが…

帰りのバスの時間は決まっている？

そうなんです．17時半のバスで帰るのですが，乗り遅れると帰りがかなり遅くなってしまうので…

帰宅後は食事の準備など家事があるのですか？

はい，中学生と高校生の息子たちが帰宅してくる時間なので，バスに乗り遅れられないんです．あとバスを待っているとき発作が起きやすくて，1人でバス停にいるのも，ちょっと怖いんです

Case 21 『バス』に怖くて乗れない女性

仕事を早めに切り上げることは業務的にはむずかしいですか？

そうですね，今日中に終わらせなければいけないことが結構あって，ギリギリでやっています

その日のうちにやってしまわないといけないという責任感がありそうですね？

そうですね，周りに迷惑かけちゃいけないですし…

発作の回数が多いというよりは，1人で外にいるときに発作が起きてしまったらどうしよう，という心配もありますよね？

そうです．この前は職場の戸締りをした直後に起きて，職場の出入り口のところで倒れてしまって，また1人で倒れてしまってどうにかなってしまったらと思うと，もう怖くて…

この症例へのアドバイス

　発作が起きやすい時間帯やその背景にある心理的プレッシャーや発作への不安が確認できました．そこでまずは余裕を持って帰宅できるための解決策を考えていくことになります．ポイントはマージナルゲインという考え方です．

(1) バスの時間にあわせて就業時間を短縮

　余裕をもって帰りのバスに間に合うように，就業時間の短縮が可能か職場と相

談してもらいました．幸いこの患者さんは経済的にギリギリではないということでしたので，勤務形態が変わることでの家計への影響は少ないと思われました．

（2）業務内容の見直し

　自分では今日中に終わらせなければいけないと思っていても，実際はマストではない業務も含まれていることが多いはず．周りに気を使って仕事をやりすぎている可能性もあります．そこでタスクの優先順位を決めて，絶対に今日中に終わらせなければいけないものだけをリストアップし，余裕をもって帰宅することを目指してもらいました．

（3）帰宅ルートの選択肢を増やすことで安心感を

　現在の帰宅経路はバス利用の一択で，かつバスの便は少ない．勤務時間を短縮すればバスの利用できる便数が増えたり，電車で帰宅することもできるのではないか？　と通勤形態の見直しも提案しました．

数か月後の本人談

- 職場と相談して勤務は15時で終わるようになりました
- 15時に終わればバスではなく電車に変更も可能となりました
- もともとバスを待っている時間に不安になっていたので，それがなくなったのがよかった
- 自分が明日どうなるのかもわからないという思いがあったので「今日できることは今日やらないと」と思っていました
- でも，明日でもいいかなと思うようにしたら，気分が楽になったし，15時でぱっと帰るようにしました
- 残業をなくして生活のリズムが安定し，帰宅後の夕食の支度も余裕ができました．
- 結果的に軽い発作があってもそこまで不安にならなくなりました

> **Note.** てんかん診療に強くなる

てんかん患者のQOL

　てんかんでの薬剤調整には限界があります．てんかん患者の1～2割は薬剤抵抗性であり，薬剤調整だけで介入できることは限られているのです．一方で発作がなくなれば，てんかん患者の抱える問題がすべて解決するわけでもありません[5]．そもそもてんかんは慢性疾患であるため患者QOLへの配慮が欠かせず，発作の抑制だけを治療対象としていてもうまくいかないのです．薬の副作用をいかにマネジメントするかは当然のこととして，てんかん患者が強く生きられるためにはどうしたらよいか？　を意識して診療をするとよいでしょう．もちろん危険な発作はなんとか抑制できるようにしなければなりませんが，仮に発作があっても「大丈夫」と思えるようになることも重要で，そのためにも「正しい情報と理解」で患者自身が強くなること，これが担当医の果たすべき役割でもあります．本症例ではライフスタイルを見直すこと，また本人の意識付けをサポートする形で患者QOLが改善し，結果的には多少の発作くらいでは挫けない強さが備わりました．

　勤務時間や通勤ルートの見直し，発作時の対応説明といった一つひとつの小さな改善が積み重なることで全体の状況改善につながることは，てんかん診療でよくみられます．たとえば，発作そのものを完全にコントロールできなくても，薬剤調整以外の観点で何ができるかを考え患者のQOL向上を目指すアプローチです．このような「マージナルゲイン」的な考え方，つまり小さな改善を積み重ねる姿勢は，慢性疾患の外来診療の本質を捉えているかもしれません．

Chapter 4 外来相談は人生の『好転化』のチャンス

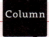

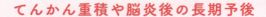

てんかん重積や脳炎後の長期予後

Case 21は脳炎後の症例でした．無事に社会復帰しており，脳炎後としては比較的経過はよいと思われますが，発作が完全に消失していないという転帰です．てんかん重積状態や脳炎の長期予後がどうなっているかデータをみていきましょう．

まず，てんかん重積状態における長期死亡率については，ヨーロッパで後方視的多施設コホート研究のデータがあり，てんかん重積状態で治療を受けた成人患者の退院後2年での死亡率を予測するACDスコアが検証されています[6]（図4）．(A)発症時の年齢，(C)入院時の意識レベル，そして(D)てんかん重積状態の持続期間の3評価項目からなるスコア（14点満点）になります．スコアが5点未満だと2年後の死亡率は3割を切りますが，12点を超えてくると7割以上で死亡しています．高齢で重積状態の時間が長いといかに影響が大きいかがわかります．

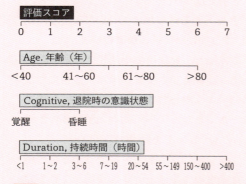

ACDスコア	死亡率（2年）
2	13
3	19
4	25
5	31
6	37
7	43
8	49
9	55
10	61
11	67
12	73
13	79
14	86

図4 ACDスコア：てんかん重積状態後の長期転帰予測スコア

（文献6を参考に作成）

次に，てんかん重積状態を呈した急性脳炎の長期での発作転帰につい

てです．単施設で行われた約 8 年間で加療を行った脳炎患者（n = 77）における約 5 年の追跡調査の結果は，28 例（36%）が 3 か月以内に死亡し，22 例（29%）で発作が残り，27 例（35%）は seizure free でした[7]．病因別でみると，自己免疫性脳炎は，ウイルス性脳炎やその他の脳炎と比べて，seizure free となる割合が高いという結果でした．つまり，脳炎というカテゴリーは非常に不均一でありながら，病因によって長期的な転帰が異なると考えられます．

　では自己免疫性脳炎という枠組みでの長期予後はどうでしょうか．急性の自己免疫性脳炎（75 名）を対象に長期予後を評価した研究では，抗 NMDAR 抗体が 47 名，抗 LGI1 抗体が 17 名，抗 GAD 抗体が 7 名，抗 CASPR2 抗体が 3 名，抗 mGluR5 抗体が 1 名含まれており，急性期には 53 例（71%）に発作があったというコホートです．追跡期間の中央値 6 年で，47/53 例で seizure free となっていたようです．また神経細胞表面抗体（抗 NMDAR 抗体 97%，抗 LGI1 抗体 93%，抗 CASPR2 抗体 100%）を有する患者では，抗 GAD 抗体を有する患者（20%，p < 0.001）と比較して，seizure free となっている割合が優位に高く，また発作のない患者では中央値 13 か月後で抗発作薬が中止され，発作は再発しなかった．ここまでのデータを見てみると，etiology の違いが確かに重要ではあるものの，急性期の臨床象や治療状況で長期的な転帰がある程度は規定されているようにも感じます．なお重症なてんかん重積状態として，NORSE（New-onset refractory status epilepticus）とよばれる病態があり，健康な人に新規に突然発症する治療抵抗性のてんかん重積状態をさします．そしてその中で原因が明確でないものを Cryptogenic NORSE（C-NORSE）とよび，その発作は極めて薬剤抵抗性で，抗てんかん発作薬だけでは抑制が困難です．そのため近年では早期の強力な免疫治療が重要視されています[8]．

文献

1) Pack AM, et al.: Bone mass and turnover in women with epilepsy on antiepileptic drug monotherapy. Ann Neurol 2005;57:252-257.

2) Chuang YC, et al.: Effects of long-term antiepileptic drug monotherapy on vascular risk factors

Chapter 4　外来相談は人生の『好転化』のチャンス

and atherosclerosis. Epilepsia 2012;53:120-128.

3）　Josephson CB, et al.: Association of Enzyme-Inducing Antiseizure Drug Use With Long-term Cardiovascular Disease. JAMA Neurol 2021;78:1367-1374.

4）　Grzonka P, et al.: Bone fractures from generalized convulsive seizures and status epilepticus-A systematic review. Epilepsia 2019;60:996-1004.

5）　Gilliam FG, et al.: Systematic screening allows reduction of adverse antiepileptic drug effects: a randomized trial. Neurology 2004;62:23-27.

6）　Roberg LE, et al.: Prediction of Long-term Survival After Status Epilepticus Using the ACD Score. JAMA Neurol 2022;79:604-613.

7）　Leng X, et al.: Long-term seizure outcome in patients with status epilepticus due to acute encephalitis. Seizure 2019;69:70-75.

8）　Wickstrom R,et al.: International consensus recommendations for management of New Onset Refractory Status Epilepticus（NORSE）including Febrile Infection-Related Epilepsy Syndrome（FIRES）: Summary and Clinical Tools. Epilepsia 2022;63:2827-2839.

Chapter 4 外来相談は人生の『好転化』のチャンス

Case 22 『薬』は効いていたはずなのにますます悪化

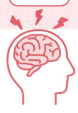

繰り返す焦点意識減損発作（FIAS）を主訴に来院した20代の女性．側頭葉てんかんと診断し，レベチラセタム（LEV）を導入しました．導入当初，発作頻度は減っているようでしたが，その増量過程で発作頻度が増えるようになったと訴え，予定の受診日より早く来院しました．はたして，薬のせいで悪化することがあるのでしょうか？

紹 介 状

症　　例　20代前半の女性

病　　歴　生来健康で，大学を卒業後に一般企業に就職した成人女性．20代で初回のけいれん発作があり，前医に救急搬送されました．問診でこれまでにFIASを繰り返していることがわかり，側頭葉てんかんと診断しました．LEV 500 mg/dayから開始し1,000 mg/dayに増量したところ本人から「むしろ調子が悪いのでもとの量に戻して欲しい」と相談がありました．てんかんの診断も含めての精査をお願いします．

内 服 薬　（1日量）LEV 1,000 mg

既 往 歴　なし

Chapter 4　外来相談は人生の『好転化』のチャンス

> **今回の相談** 内服を開始した当初は発作も減り調子がいいと感じていたものの，1,000 mg/dayに増量後より，治療開始前よりむしろFAS（懐かしい感じや嫌な感じ）の頻度が増しているそうです．発作の悪化なのか，あるいは薬の副作用なのか判断がむずかしいということで今回の紹介に至りました．原因と対策は？

初診時の問診ポイント

すでに前医で側頭葉てんかんと診断されています．問診により聴取した発作型には以下の3つがありました．

① 焦点意識保持発作（FAS）：懐かしい感じ（30〜40秒），耳なりが後続することがある
② 焦点意識減損発作（FIAS）：FASに続いて出現することがある
③ 焦点起始両側強直間代発作（FBTCS）：過去に1度だけ

持参の発作間欠期の脳波検査では，右側頭部からspikeを認めました（図1）．

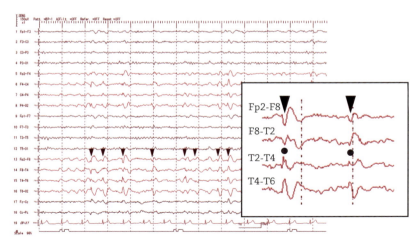

図1 脳波：右前部頭側頭部のspike

320

Case 22 『薬』は効いていたはずなのにますます悪化

　以上より，右側頭葉てんかんという診断に矛盾点はありませんでした．10代後半からFASの「懐かしい感じ」は自覚していたものの，当時は病的だという自覚はなかったため病院で相談することはなく，おそらくFIASも出現していたはずです．

> Note. てんかん診療に強くなる

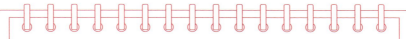

抗発作薬のparadoxical effect

　抗発作薬は発作の出現を文字どおり抑制する薬剤です．うまくマッチすれば発作はピタッと止まります．ですが抗発作薬を使うことでむしろ発作のコントロールが増悪するケースがあり，それを抗発作薬の**paradoxical effect（逆説的効果）**とよびます[1]．逆説的というのは，**薬剤導入時に，いったんは有効な経過だったにもかかわらず，その増量過程で発作コントロールがむしろ悪化に転じる現象**です（図2）．発作の頻度が増えたり，それまでになかったはずの新しい発作型を呈するケースもあります．薬剤の減量や中止でもとに戻りますので一過性の現象ではありますが「真の難治てんかん」と間違えないようにしましょう．

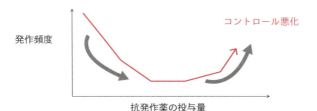

図2　抗発作薬によるparadoxical effectのイメージ

Chapter 4 外来相談は人生の『好転化』のチャンス

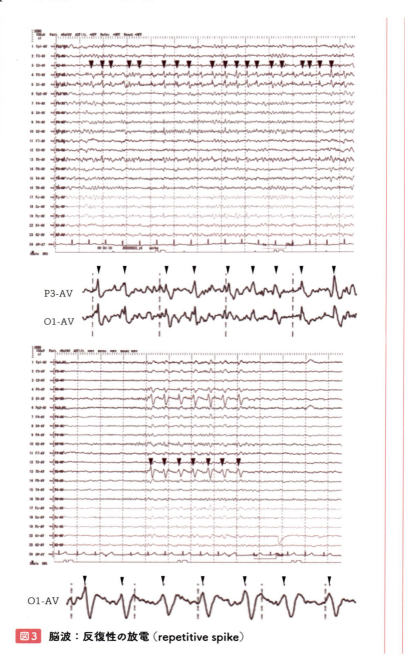

図3 脳波：反復性の放電（repetitive spike）

Case 22 『薬』は効いていたはずなのにますます悪化

paradoxical effect の機序は不明ですが，薬剤を開始して初期（数か月以内など）での増量過程で生じやすく，また至適血中濃度でも生じえます．paradoxical effect の危険因子としては，難治焦点てんかん，比較的若年者，多剤使用，知的障害，限局性皮質異形成などが指摘されています[2〜4]．また，paradoxical effect はあらゆる抗発作薬で生じえますが，LEV での頻度が多いとされます．

前述のように限局性皮質異形成は paradoxical effect の危険因子として知られていましたが，限局性皮質異形成は MRI で同定することがしばしば困難です．ただし一部の限局性皮質異形成では図3のように反復性に spike を呈することがあります．repetitive spike という所見です．つまり，この repetitive spike がある症例に LEV を導入する際には paradoxical effect に注意するとよいでしょう[5]．

本例のその後

LEV を 1,000 mg/day から 500 mg/day まで段階的に減量したところ，頻回にみられていた FAS は落ちつきました．その後，少量のラモトリギン（LTG）を併用することで，発作は完全に抑制されました．

文献

1) Nakken KO, et al.: A paradoxical effect of levetiracetam may be seen in both children and adults with refractory epilepsy. Seizure 2003 12:42-46.
2) Szucs A, et al.: The risk of paradoxical levetiracetam effect is increased in mentally retarded patients. Epilepsia 2008;49:1174-1179.
3) Cvetkovska E, et al.: Levetiracetam-Induced Seizure Aggravation in Patients With Focal Cortical Dysplasia. Clin Neuropharmacol 2018;41:218-221.
4) Nakken KO, et al.: A paradoxical effect of levetiracetam may be seen in both children and adults with refractory epilepsy. Seizure 2003;12:42-46.
5) Takebayashi Y, et al.: Paradoxical effects of levetiracetam in people with epilepsy with rhythmic epileptiform discharges. Epilepsy Behav 2023 143:109225.

索 引

和 文 索 引

あ
アステリキシス ……………………… 200

い
イオマゼニル SPECT ……………… 277
一次運動野 …………………………… 260
一次聴覚野 …………………………… 308
陰性感情 ……………………………… 300

う
ウェクスラー記憶検査 ………………… 94

え
鋭一過波 ……………………………… 173

お
音楽誘発性てんかん ………………… 279

か
外側側頭葉 …………………………… 308
海馬 ………………………… 101, 103, 275
海馬硬化症 …………………………… 275
過運動発作 ……………………… 143, 153
確定したてんかん重積状態 …………… 44
過呼吸 …………………………………… 29
加速的長期健忘 ……………………… 295
カタプレキシー …………………… 53, 56
カルバマゼピン ……………… x, 67, 206
感情発作 ………………………………… 36

き
既視感 ………………………………… 282
擬似睡眠状態 ………………………… 152
機能性神経障害 ……………………… 242
逆説的効果 …………………………… 321
急性症候性発作 …………………… 8, 45
強直間代発作 …………………… 114, 116
局所徐波 ………………………………… 77

く
クロナゼパム ………………………… 201

け
けいれん発作 …………… 14, 71, 167
月経前症候群 ………………………… 103
欠神発作 ……………………………… 114
限局性皮質異形成 …………………… 323
言語優位半球 ………………………… 172
健忘発作 ……………………………… 294

こ
抗 NMDAR 脳炎 …………………… 154
後弓反張 ……………………………… 154
抗発作薬 ……………………………… 140
抗発作薬の減量 ……………………… 248
抗発作薬の中止 ……………………… 249
抗発作薬の副作用 …………………… 310

さ
催奇形性 ……………………………… 252

し
ジアゼパム …………………………… 146
自己免疫性てんかん ………………… 180
自己免疫性脳炎 ………………… 80, 317
ジスキネジア …………………………… 62
自然終息性てんかん …………………… 68
失語発作 ……………………………… 171
失神 …………………………………… 6, 41
自動症 ………………………………… 175
自閉スペクトラム症 …………… 106, 257
若年欠神てんかん ……………………… 66
若年ミオクロニー …… 9, 66, 116, 119, 143
焦点意識減損発作 …… 35, 67, 115, 152
焦点意識保持発作 …………… 174, 245

324

焦点起始両側強直間代発作 ·········· 135
焦点てんかん ······························· 34
焦点発作 ···································· 33
焦点発作の方程式 ·························· 9
常同性 ······································ 74
情動脱力発作 ·························· 53, 56
情動発作 ···································· 176
小児欠神てんかん ······················· 66
自律神経系 ································· 35
心因性 ······································ 6
心因性非てんかん発作 ······· 25, 83, 127, 131,
　　148, 188, 238
心窩部から突き上げる感じ ············· 282
神経細胞表面抗体 ······················ 181
神経調節性失神 ·························· 48

す

睡眠異常症 ······························ 51, 53
睡眠関連摂食障害 ······················· 81
睡眠時無呼吸症候群 ····················· 81
睡眠障害 ···································· 6
睡眠随伴症 ································· 72
睡眠潜時反復試験 ······················· 57
ステレオタイピー ························ 74

せ

精神症状 ···································· 209
舌咬傷 ······································ 169
セルフスティグマ ························ 177
先行誘発損傷 ······························ 58
前頭葉てんかん ·························· 71
全般強直間代発作 ···················· 24, 245
全般強直間代発作のみを伴うてんかん ······· 66

そ

素因性全般てんかん ····················· 113
素因性（全般）てんかん熱性けいれんプラス
　　··································· 128
早期てんかん重積状態 ··················· 43
早期閉鎖 ···································· 20
早期発作 ···································· 230

側頭葉てんかん ············· 58, 99, 289, 293
蘇生後脳症 ································· 194

ち

知的障害 ······························ 159, 186
遅発発作 ···································· 230
中心・側頭部棘波を示す自然終息性てんかん
　　····································· 65
中心・側頭部棘波を示す良性小児てんかん ·· 68

て

適応障害 ···································· 94
デルタ波 ···································· 77
てんかん重積状態 ···················· 220, 316
てんかんの家族歴 ······················· 59
てんかんの定義 ·························· 8
てんかんの突然死 ······················· 255
てんかん発作の3原則 ················· 5, 16, 171

と

島回 ·· 37
道路交通法 ····························· 299, 301
特発性全般てんかん ············· 65, 107, 113
止めるべき発作の基準 ··················· 43
鳥肌 ·· 283

な

泣き発作 ···································· 154
懐かしい感じ ······························ 320
ナルコレプシー ·························· 55

に

入眠時レム睡眠 ·························· 54

ね

ネガティブケイパビリティー ············· 20
熱性けいれん ······························ 58
熱性けいれんプラス ····················· 128

の

脳機能局在 ································· 10
脳卒中後てんかん ······················ 230

は

パーキンソン病 ·························· 80
パーソナリティー障害 ··················· 223

発達障害	101
発達性てんかん性脳症	113
パラソムニア	72
バルプロ酸	x, 106
反射てんかん	279

ひ

非けいれん性てんかん重積状態	227
皮質形成異常	297
ビデオ脳波モニタリング	95
非誘発性発作	8

ふ

フェノバルビタール	44
服薬アドヒアランス	125
不随意運動	6, 123, 199

へ

ペランパネル	x, 34, 191, 192, 202
片頭痛	6
ベンゾジアゼピン系	43
扁桃体	36, 174
扁桃体の腫大	292, 295

ほ

ホスフェニトイン	44
補足運動野	260
発作間欠期 spike	99
発作間欠期精神症状	210, 213
発作起始領域	82
発作後精神症状	210
発作時失語	175
発作時心静止	40
発作時精神症状	213
発作時脳波	137
発作時発語	175
発作時頻脈	35

発作時無呼吸	36
発作周辺期精神症状	213
発作症候域	308
発作症候学	7, 26, 262
発作症候発現域	82
発作性運動誘発性ジスキネジア	62
発作性恐怖	36, 176
発作予測不安	305
ホムンクルス	278

み

ミオクローヌス	123, 199
ミオクロニー発作	108, 114, 123
未視感	282
見せかけの薬剤抵抗性てんかん	127

や

夜間摂食症候群	81
夜間前頭葉てんかん	72
夜間の行動異常の鑑別	70

よ

葉酸	255
予期不安	176

ら

ラコサミド	x, 79, 139
ラポール	139
ラモトリギン	x, 111, 143, 253

り

律動波	136

れ

レベチラセタム	x, 44, 111, 143
レム睡眠行動障害	70, 70

ろ

ロラゼパム	146

欧 文 索 引

A

ACD スコア ・・・・・・・・・・・・・・・・・・・・・・・・・・・・・・ 316

ACES スコア ・・・・・・・・・・・・・・・・・・・・・・・・・・・・・ 182

AE (autoimmune epilepsy) ・・・・・・・・・・・・・・・・ 180

ALF (accelerating long term forgetting) ・・・ 295

APE (antibody prevalence in epilepsy) スコ
ア ・・ 181

arm drop 試験 ・・・・・・・・・・・・・・・・・・・・・・・・・・・・・ 225

ASD (autism spectrum disorder) ・・・・・・・・・・・ 106

ASM (anti-seizure medication) ・・・・・・・・・・・・・ 140

C

CAE (child absence epilepsy) ・・・・・・・・・・・・・・ 66

CBZ ・・・・・・・・・・・・・・・・・・・・・・・・・・・・・・・・・・・・ 67, 206

D

DSA (density spectral array) ・・・・・・・・・・・・ 211, 246

DZP ・・・ 146

E

early seizure ・・・・・・・・・・・・・・・・・・・・・・・・・・・・・・・ 230

early status epilepticus ・・・・・・・・・・・・・・・・・・・・・ 43

EDS (excessive daytime sleepiness) ・・・・・ 53, 55

emotional seizure ・・・・・・・・・・・・・・・・・・・・・・・ 36, 154

epigastric rising sensation ・・・・・・・・・・・・・ 35, 282

established status epilepticus ・・・・・・・・・・・・・・・ 44

F

FAS (focal aware seizure) ・・・・・・・・・・・・・・ 174, 245

FBTCS (focal to bilateral tonic-clonic
seizure) ・・・・・・・・・・・・・・・・・・・・・・・・・・・・・・・・・・・・ 135

FDG-PET 検査 ・・・・・・・・・・・・・・・・・・・・・・・・・・・・・ 277

FIAS (focal impaired awareness seizure)
・・・・・・・・・・・・・・・・・・・・・・・・・・・・ 35, 67, 115, 152

FND (functional neurological disorder) ・・・ 242

FS + (febrile seizure plus) ・・・・・・・・・・・・・・・・・ 128

G

GEFS + [genetic (generalized) epilepsy
with febrile seizures plus] ・・・・・・・・・・・・・・・ 128

GGE ・・ 113

goose pumping ・・・・・・・・・・・・・・・・・・・・・・・・・・・・ 283

GTCA (generalized tonic-clonic alone) ・・・・ 66

GTCS (generalized tonic-clonic seizure)
・・・・・・・・・・・・・・・・・・・・・・・・・・・・・・・・・・・・・ 24, 245

H

hyper-motor seizure ・・・・・・・・・・・・・・・・・・・ 143, 153

I

ictal apnea ・・・・・・・・・・・・・・・・・・・・・・・・・・・・・・・・・・ 36

ictal asystole ・・・・・・・・・・・・・・・・・・・・・・・・・・・・・・・・ 40

ictal fear ・・・・・・・・・・・・・・・・・・・・・・・・・・・・・・・・ 36, 176

ictal psychosis ・・・・・・・・・・・・・・・・・・・・・・・・・・・・・ 213

ictal tachycardia ・・・・・・・・・・・・・・・・・・・・・・・・・・・・ 35

IGE (idiopathic generalized epilepsy)
・・・・・・・・・・・・・・・・・・・・・・・・・・・・・・・・ 65, 107, 113

IPI (initial precipitating injury) ・・・・・・・・ 58, 244

J

JAE (juvenile absence epilepsy) ・・・・・・・・・・・・・ 66

JME (juvenile myoclonus epilepsy)
・・・・・・・・・・・・・・・・・・・・・・・ 66, 116, 119, 123, 143

L

LAS (Lance-Adams syndrome) 症候群
・・・・・・・・・・・・・・・・・・・・・・・・・・・・・・・・・・・・・ 194, 201

late seizure ・・・・・・・・・・・・・・・・・・・・・・・・・・・・・・・・・ 230

LCM ・・ 139

LEV ・・・・・・・・・・・・・・・・・・・・・・・・・・・・・ 44, 111, 143

LTG ・・・・・・・・・・・・・・・・・・・・・・・・・・・・ 111, 143, 253

M

MDL ・・ 146

MLST (multiple sleep latency test) ・・・・・・・・・・・ 57

MTLE (mesial temporal lobe epilepsy) ・・・・・ 66

musicogenic epilepsy ・・・・・・・・・・・・・・・・・・・・・・・ 279

N

NCSE ・・・・・・・・・・・・・・・・・・・・・・・・・・・・・・・・・・・・・・・ 227

NES (night-eating syndrome) ・・・・・・・・・・・・・・・ 81

nocturnal FLE ・・・・・・・・・・・・・・・・・・・・・・・・・・・・・・・ 72

NSA ・・ 181

P

paradoxical effect ·············· 321

PB ·· 44

PER ···················· 34, 191, 192, 202

peri-ictal psychosis ··················· 213

PKD (paroxysmal kinesigenic dyskinesia) ·· 62

PNES ···················· 127, 131, 148, 188, 238

PNES (psychogenic nonepileptic seizure)

··· 25, 83

PSE (post-stroke epilepsy) ·············· 230

R

RBD (REM sleep behavior disorder) ········· 70

reflex epilepsy ·························· 279

repetitive spike ························· 322

S

seizure onset zone ······················ 82

SeLECTS ······························· 65

SeLECT スコア ·························· 232

self-limited epilepsy ··················· 68

self-limiting ···························· 41

semiology ···················· 7, 26, 262

sharp transient ························· 173

SOREM (sleep onset REM) ·················· 54

spike ································· 291

SRED (sleep related eating disorder) ········· 81

SUDEP (sudden unexpected death in

epilepsy) ···················· 24, 41, 255

symptomatogenic zone ·················· 82, 309

T

The rule of 2s ························· 158

TIRDA (temporal intermittent irregular

delta activity) ························· 99

TLE ································· 293

V

VPA ································· 106

W

WAIS ································ 137

WAIS- IV ······························ 94

WMS-R ································ 94

おわりに

　自分の外来診療を語るなんてとんでもない．だって，正しいかどうかなんてわからないじゃないですか．だから今回の執筆依頼も最初はお断りしたのですが，メールを見ていないのか Zoom 越しに現れた診断と治療社の小室さんは「先生なら大丈夫！」と繰り返すばかり．「どうせ売れないですから」とお暇しようとした私でしたが，彼の「赤字でもいいから，やってみましょうよ」に背中を押され筆を執ってみました．しかし予想を裏切らず執筆は難航し，その中でサポートくださったのが編集部の吉田さんでした．出張の合間に広島まで打ち合わせという名の激励に来られたのですが，広島駅から全力で走ってきたのかまるでシャワーを浴びてきたかのように全身汗だくで医局に現れ，本企画への情熱と粘り強く取り組む姿勢に心を打たれたのを覚えています．かくして，結果はどうあれまずやってみること，そして一律の解なんて存在しないのだからと考え直すことができ，本書は等身大の診療として形にすることができました．

　一般に，臨床では効率性すなわち計画的に物事を進めることが求められますが，いつも現場には多元的な要素が複雑に絡み合っています．本書では難解な症例をあたかも容易に紐解いたかのように描写していますが，あくまでも演出で，実際の臨床は泥臭く平坦なものではありませんでした．このような不確実性への対処は，厳しい自然環境に身を置くイヌイットの暮らしからも学ぶことができます．天候や獲物の動向といった不可測な要因に常に左右されるため，「まず不確実性を受け入れること」を生活の一部としているそうです．これと同じように，あらゆる情報や答えが簡単にわかってしまう時代にはなりましたが，臨床には普遍的な答えが用意されていないため，その瞬間での『最適解』が求められます．そのため，まず面前のファクトを冷静に俯瞰し，多様な選択肢を見極めることが大切です．答えをすぐ求めてはいけません．真の価値はそのプロセスにこそあると信じ，時には赤字覚悟で挑む姿勢も必要でしょう．とはいえ「言うは易く行うは難し」で，根性論でも続きませんので，そこには 2 つの工夫が欠かせません．それは，ニュートラルな視座を常に保つこと，そして自分にとっての『面白い』と『自分だからこそできるはず』の交わる臨床を探し続けることです．

　臨床には正直しんどいことも多いですから，だからこそ嫌いにならないためにどうしたらいいか，見つかるといいですよね．

　お世話になったすべてのみなさま，そして妻と子どもたちに感謝します．

2024 年秋

広島大学病院脳神経内科
音成　秀一郎

- **JCOPY** 〈出版者著作権管理機構 委託出版物〉
  本書の無断複写は著作権法上での例外を除き禁じられています.
  複写される場合は,そのつど事前に,出版者著作権管理機構
  (電話 03-5244-5088,FAX03-5244-5089,e-mail:info@jcopy.or.jp)
  の許諾を得てください.
- 本書を無断で複製(複写・スキャン・デジタルデータ化を含み
  ます)する行為は,著作権法上での限られた例外(「私的使用の
  ための複製」など)を除き禁じられています.大学・病院・企
  業などにおいて内部的に業務上使用する目的で上記行為を行う
  ことも,私的使用には該当せず違法です.また,私的使用のた
  めであっても,代行業者等の第三者に依頼して上記行為を行う
  ことは違法です.

あの症例どうなった?

専門医に紹介した不思議な発作と神経症状たち　　　ISBN978-4-7878-2625-1

2024 年 12 月 23 日　初版第 1 刷発行

著　　　者	音成秀一郎	
発　行　者	藤実正太	
発　行　所	株式会社 診断と治療社	
	〒 100-0014　東京都千代田区永田町 2-14-2　山王グランドビル 4 階	
	TEL：03-3580-2750(編集)　03-3580-2770(営業)	
	FAX：03-3580-2776	
	E-mail：hen@shindan.co.jp(編集)	
	eigyobu@shindan.co.jp(営業)	
	URL：https://www.shindan.co.jp/	
装　　　丁	迫田隆幸	
本文イラスト	小牧良次(イオジン)	
印刷・製本	日本ハイコム 株式会社	

© 株式会社 診断と治療社, 2024. Printed in Japan.　　　　　　　　　[検印省略]
乱丁・落丁の場合はお取り替えいたします.